「エビデンス《科学的根拠》」の落とし穴

「健康にいい」情報にはランクがあった！

松村むつみ

青春新書
INTELLIGENCE

はじめに

現代は、テレビや新聞、インターネットなど、さまざまなメディアに健康情報があふれています。情報を手に入れるという点では、非常に便利な世の中になりました。

一方で、あふれる情報の中から「いったいどれが正しい情報なのか」を判断するのが、とても難しい時代にもなっています。

これまでは、不確かな医療情報の多くは医学的な研究やデータにもとづかないものが多く、真偽を判断するのもそれほど難しくないケースが多かったのですが、最近では、「エビデンス（科学的根拠）あり」「最新研究にもとづいた」とうたわれるものが増えてきました。誇大広告の規制などもあり、少なくともテレビや新聞など大手のメディアでは、まったく根拠のない健康法や病気の治療法が堂々と紹介される機会は減ってきています。

エビデンスにもとづいた情報が増えていることは一見喜ばしいことではありますが、一般の方々には、その「エビデンス」というもの自体が玉石混交であることは、あまり知られていません。実際、「間違ってはいないけれど、断定できるほどの根拠はない」というような、微妙な情報が紹介されるケースが増えてきているのです。

新型コロナウイルス感染症の流行にともない、この傾向は加速しています。

新型コロナウイルスは、2019年12月に中国で発生した、まったく新しい感染症ですが、発生から今に至るまで、非常に多くの〝新しい〟エビデンスが生まれています。新しい研究結果が発表され、報道されるたびに、知識のアップデートや情報の選別をしなければならず、混乱された方も多かったのではないでしょうか。

また、「エビデンスあり」「最新研究にもとづいた」と言われるものの中には、糖質制限のように、「健康にいい」「健康に悪い」と相反する情報が出されている場合もあり、こういった傾向が健康情報の混乱に拍車をかけています。

そこでわたしは、最近さまざまなシーンで使用されるようになったものの、あまり正確な理解がされていない「エビデンス」について、わかりやすく説明しようと考え、本書を執筆しました。

わたしは、画像診断医のかたわら、人間ドックでも働き、一般の方々の健康管理に携わっています。また、ウェブメディアなどで、一般向けの医療情報発信を行ってきました。こういった経験から、一般の方々には、結論だけではなく、医療における考え方そのものを広く知っていただくことが非常に有用だと考えています。

健康情報については、「結局のところ、その健康法は体にいいのか悪いのか」という「答え」を知りたいと思う方が多いと思います。そのためにも、そもそもエビデンスが何であるのか、どういう仕組みでエビデンスの評価がなされて「信頼できるエビデンス」が築かれていくのかを知っておく必要があるのです。

単なる「答え」ではなく、「答えが導き出される過程」を知ることで、あふれる健康情報・医療情報に振り回されず、自分で取捨選択し、適切に判断する一助になるものと考えています。

本書が、読者のみなさんの健康で、幸せな人生を築くヒントになれば幸いです。

2021年1月

松村むつみ

「エビデンス」の落とし穴　目次

はじめに　3

第1章　エビデンスってそもそも何？
＊「科学的根拠あり」なのに正反対の情報が出てくる不思議

1―新型コロナウイルス情報の玉石混交　18
たくさんのデマが飛び交った新型コロナ対策　18
健康情報に振り回される日本人　20
なぜ、不確かな情報に飛びついてしまうのか　23
「エビデンス」の理解が欠かせない　25

2―専門家によって言うことが違った新型コロナ対策　26
専門家ですら意見の一致をみないのはなぜ？　26
「エビデンス」とは絶対の真実ではない　28

目　次

3　「エビデンスあり」という印籠　29

たったひとつの真実という誤解　29

「エビデンスあり」をPRする、あやしい治療も　30

4　そもそもエビデンスとは？　32

エビデンスにはランクがある　32

エビデンスレベル６「専門家の意見」　33

エビデンスレベル５「症例報告」　34

エビデンスレベル４「症例対照研究」「コホート研究」　34

エビデンスレベル３「非ランダム化比較試験」　37

エビデンスレベル２「ランダム化比較試験」　37

エビデンスレベル１「システマティックレビュー」「メタアナリシス」　38

5　「エビデンスあり」なのに、違った情報が出てくる理由　40

「証拠」にはさまざまな種類がある　40

「相反するエビデンス」はこうして生まれる　42

大切なのは「エビデンスの本質」を知ること　44

6 健康を「選択」する時代 45
リスクの低い時代に生きているからこそ 45
「少しのリスク」と「少しの利益」を天秤にかける 47
「普通の人より1・2倍がんになりやすい」をどう受け止めるか 49
健康はゴールではない 50

第2章 エビデンス重視の医療になったのは、じつは最近だった

＊「都合のいい」エビデンス解釈には要注意
そもそもエビデンスは「何を」指しているのか 54
体に効くメカニズムがわかってもエビデンスとは言えない 54
もともと疫学・公衆衛生学から生まれた 57
エビデンスはいつから注目されるようになったのか 58
医師たちが治療方針を決める「ガイドライン」 61
どういう状態になれば「信頼性の高いエビデンス」になるのか 62
薬が承認されるまでにもエビデンスの積み重ね 63

都合よく転用する「チェリーピッキング」 66
エビデンスの拡大解釈にも注意 69

第3章 エビデンスが分かれる健康情報、本当はどうなの？
＊たとえば、糖質制限は健康にいいのか・悪いのか

1 エビデンスが分かれる健康情報
新型コロナウイルスの感染予防対策 72
流行当初、マスクは感染予防に効果がないと言われていたが…… 72
エビデンスがない＝効果がない、ではない 73
ＷＨＯも最初は推奨していなかった 75
新しく出てきたマスクのエビデンス 78
①「動物実験」のエビデンス 78
②「後ろ向き研究」のエビデンス 79
③「前向き研究」のエビデンス 80

④「メタアナリシス」のエビデンス　80
現時点での結論 ▼ 新型コロナウイルスの感染予防対策（マスクの効果）　81

2

エビデンスが分かれる健康情報
ワクチンは効果がある vs あまりない（麻疹・インフルエンザなど）　83
麻疹や風疹、日本脳炎などには信頼性の高いエビデンスあり　83
副反応のリスクをどうみるか　84
えっ、ある種のワクチンを打つと自閉症になる？　86
予防効果が比較的低いワクチンも　87
現時点での結論 ▼ ワクチンの有効性（麻疹・インフルエンザなど）　89

3

エビデンスが分かれる健康情報
糖質制限は健康にいい vs 健康に悪い　91
「やせる」ことと「健康になること」は違う　91
医学的に「健康になる」ってどういうこと？　92
糖質制限が心筋梗塞・脳梗塞を防ぐ可能性　93
炭水化物の「質」のほうが重要？　94
糖質制限で死亡リスクが高まるという研究も　94
ハーバード大学による長期研究では？　95

ダイエット研究の難しさ　96
現時点での結論▼糖質制限の健康効果　97

4エビデンスが分かれる健康情報
コレステロールは体に悪いvs悪くない　99
統一されていない数値基準　99
日本人においても心筋梗塞のリスクを上げるが……　100
リスクは人によって異なる　101
「コレステロールが高いほうが死亡率が低い」の真実は　103
卵を食べてもコレステロール値は上がらない？　103
現時点での結論▼コレステロールの体への影響　105

5
味噌は血圧を上げるvs上げない　106
エビデンスが分かれる健康情報
塩分の摂りすぎは胃がんや脳卒中のリスクになるが……　106
「味噌は血圧を上げない」という動物実験　108
大豆発酵食品が高血圧や脳卒中を減らす可能性　109
現時点での結論▼味噌と血圧の関係　110

6
エビデンスが分かれる健康情報
赤身肉は体にいい vs がんになる 111
そもそも赤身肉（赤肉）とは？ 111
「赤肉を食べすぎるとがんになる」は本当？ 112
それは日本人にも当てはまるのか 114
赤肉ダイエットには注意 115
現時点での結論 ▼ 赤身肉は健康にいいか 116

7
エビデンスが分かれる健康情報
アルコールは少量なら健康にいい vs 少量でも健康に悪い 117
「フランス人は赤ワインを飲んでいるから心筋梗塞が少ない」は本当か 117
赤ワインの健康効果については相反する研究結果が…… 118
飲酒とがんのリスクの関係 119
女性は少量の飲酒でも乳がんのリスクになる可能性 120
健康にいい飲酒量は「ゼロ」という研究も 121
赤ワインを含む「地中海食」の健康効果はエビデンスあり 121
現時点での結論 ▼ アルコールの健康効果 123

8 エビデンスが分かれる健康情報
低線量の放射線でもがんになる vs がんにならない 124
じつは、誰もが日常的に微量の被ばくをしている 124
低線量放射線でもがんになる？ 128
「福島で小児の甲状腺がんが増えた」は本当か 130
少量の放射線はむしろ体によい、という説 132
現時点での結論▼低線量放射線とがんの関係 133
現場の医師は「エビデンス」をどう捉えているのか 134
エビデンスと「個別性」の問題 139
AI、ビッグデータでエビデンスはどう変わっていく？ 140

第4章 あやしい健康常識はこうして生まれる
＊エビデンスに乏しい情報にはパターンがある
テレビやインターネットにあふれるエビデンスに乏しい情報 144
「エビデンスのある」情報にも注意 145

知識で人の考えは変えられない？ 146
エビデンスの不確かな情報にだまされる心理 147
確証バイアス～人は信じたいものだけを信じる 149
ウィンザー効果とハロー効果 150
メディアの功罪 151
あやしい健康情報にはパターンがある 153
欲望に応え、不安に寄り添う「エビデンスのない情報」 154

1 「100％」「絶対」「奇跡の○○」…… 156
あやしい健康情報のテンプレート
違法スレスレの誇大表示 156
100％効く治療法は存在しない 157

2 「免疫力アップ」 158
あやしい健康情報のテンプレート
使い勝手のいい、便利な言葉 158
「免疫力を高める食品」のエビデンスは不十分 159
「がんの免疫療法」のエビデンスは？ 160

3 あやしい健康情報のテンプレート「○○しないと△△になる」 161
その多くは不確かな情報 161
因果関係と相関関係は違う 163

4 あやしい健康情報のテンプレート 有名医師からの推薦・個人の体験談 164
「誰が言っているか」ではなく「何を言っているか」 164
「ノーベル賞」などの権威づけ広告も疑う習慣を 165
体験談はあてにしない 166

5 あやしい健康情報のテンプレート「自然派」を強調 167
自然・天然だから体に優しいとは限らない 167

6 あやしい健康情報のテンプレート「○○学会公認」 168
実在しない学会が載っていることも 168
医療従事者が素朴に信じてしまっている情報も 170

第5章　本当に役立つ健康情報の見極め方

＊「エビデンスの質」はこうして確認する

新しい健康情報を鵜呑みにする前に　172
テレビ・新聞・インターネットとの付き合い方　173
情報を複数のメディアから比較するコツ　174
それは「事実」？　それとも「意見」？　176
健康の秘訣は「健康原理主義」にならないこと　177
「健康のために絶対にやったほうがいい」ことは意外に少ない　179
情報よりエビデンスより大切なもの　180
医療情報が「幸せ」をもたらすために　182

参考文献　189

企画協力／インプループ
図表作成・DTP／エヌケイクルー
本文イラスト画像／Adobe Stock

第1章

エビデンスってそもそも何？

＊「科学的根拠あり」なのに正反対の情報が出てくる不思議

1　新型コロナウイルス情報の玉石混交

◆たくさんのデマが飛び交った新型コロナ対策

２０２０年1月より、中国湖北省武漢市で原因不明の肺炎が相次ぎ、病院に患者が押し寄せました。防護服を着て治療に当たる中国人医師たちのものものしい様子が連日テレビで放映されたことは記憶に新しいでしょう。そこから日本のテレビでも毎日、新型コロナウイルス関連の話題で持ちきりになりました。

その頃から、新型コロナウイルスの予防や治療に関して、真偽の不確かな情報がインターネットを中心にいくつも飛び交うようになりました。

「お湯でコロナを予防できる」「生姜《しょうが》がコロナに効く」といったものに始まり、「花崗岩《かこうがん》の持つ放射線効果でコロナが死滅する」というような奇妙なものまでありました。こういった「デマ」は主としてツイッターなどのＳＮＳで拡散され、次々とシェア（共有）されていきました。その一例を挙げておきます。

(図表1) ツイッターで拡散されたデマ

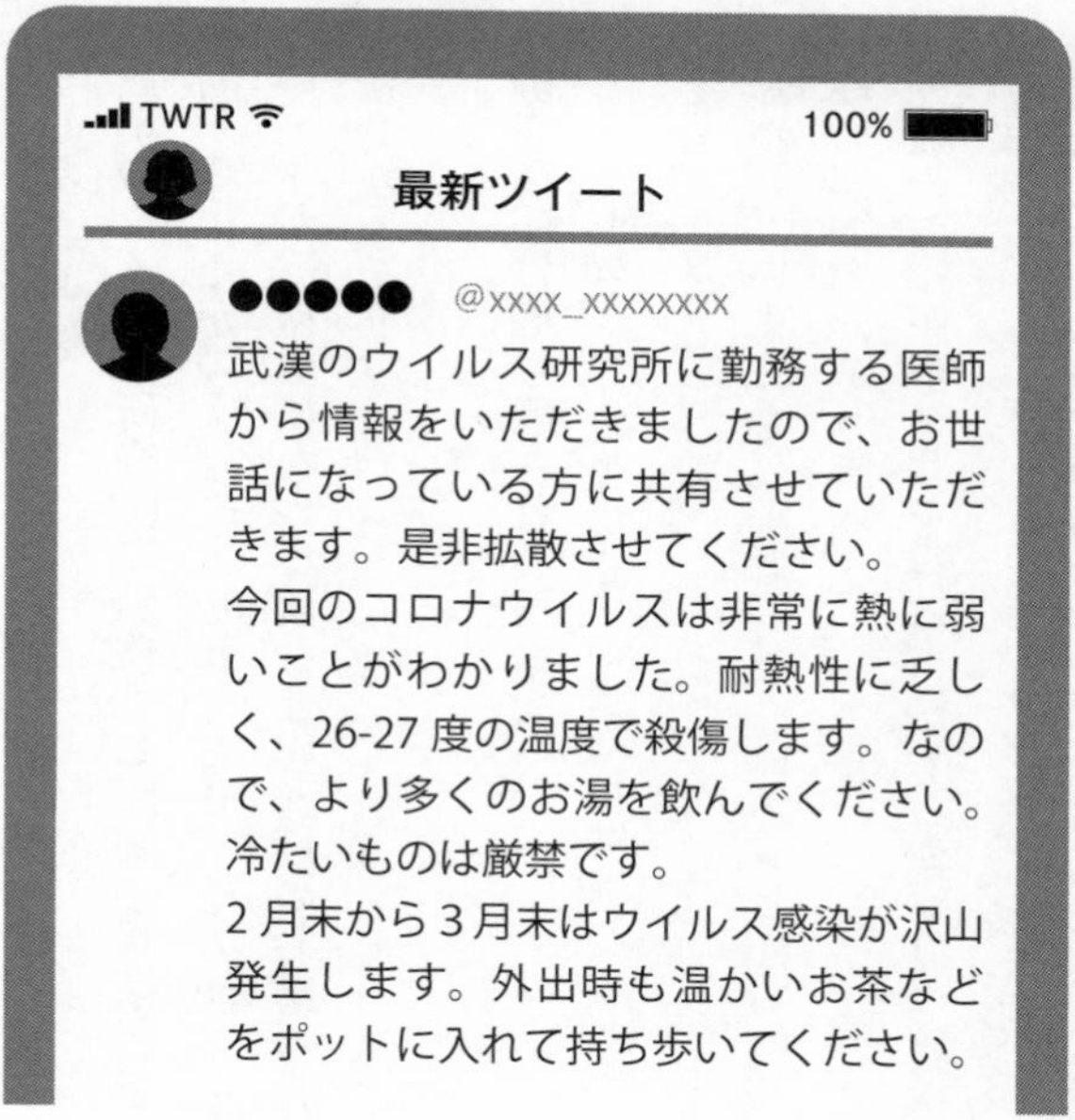
TWTR
100%
最新ツイート
●●●●●
@xxxx_xxxxxxxx
武漢のウイルス研究所に勤務する医師から情報をいただきましたので、お世話になっている方に共有させていただきます。是非拡散させてください。
今回のコロナウイルスは非常に熱に弱いことがわかりました。耐熱性に乏しく、26-27度の温度で殺傷します。なので、より多くのお湯を飲んでください。冷たいものは厳禁です。
2月末から3月末はウイルス感染が沢山発生します。外出時も温かいお茶などをポットに入れて持ち歩いてください。

図表1は、国内で新型コロナウイルス感染症が話題になり始めた頃、拡散され話題になったツイッター情報の一例です。

じっくり読むと、なんとも不可解な文章で、そもそも26〜27度というのは、はたしてお湯なのかという疑問も頭に浮かびます。こんな温度のお風呂に入ったら、コロナを予防する以前に寒くて風邪を引いてしまうかもしれません。

でも、多くシェアされたことからもわかるように、受け取った側が冷静にはなれなかったのか、どんどん情報が広まっていきました。それだけでなく、インフルエンサーと呼ばれるネット上の有名人たちも、この情報拡散に一役買いました。

「武漢のウイルス研究所に勤務する医師から情報をいただき」と、あたかも信頼できる情報筋から得たかのように書かれており、そのかいもあってたくさんシェアされたのだと思うのですが、冷静になって読むと、26度のお湯も含めて、かなりあやしい情報だということがわかるでしょう。

◆健康情報に振り回される日本人

インターネットの普及で、「わたしはほとんどテレビを見ません」という人も増えてきました。

しかし、いまでも高齢者の多くはテレビから情報を得ており、まだまだネットと比べて格段の影響力があります。

一般の方が医療情報を得る方法も、かかりつけ医や検診に次いでテレビが多いといわれています。

また、今回の新型コロナウイルスに関して、どこから情報を得ているかという調査で、

（図表2）医療情報には「エビデンスへの理解」が必要

新型コロナウイルスに関する情報源＜複数回答＞

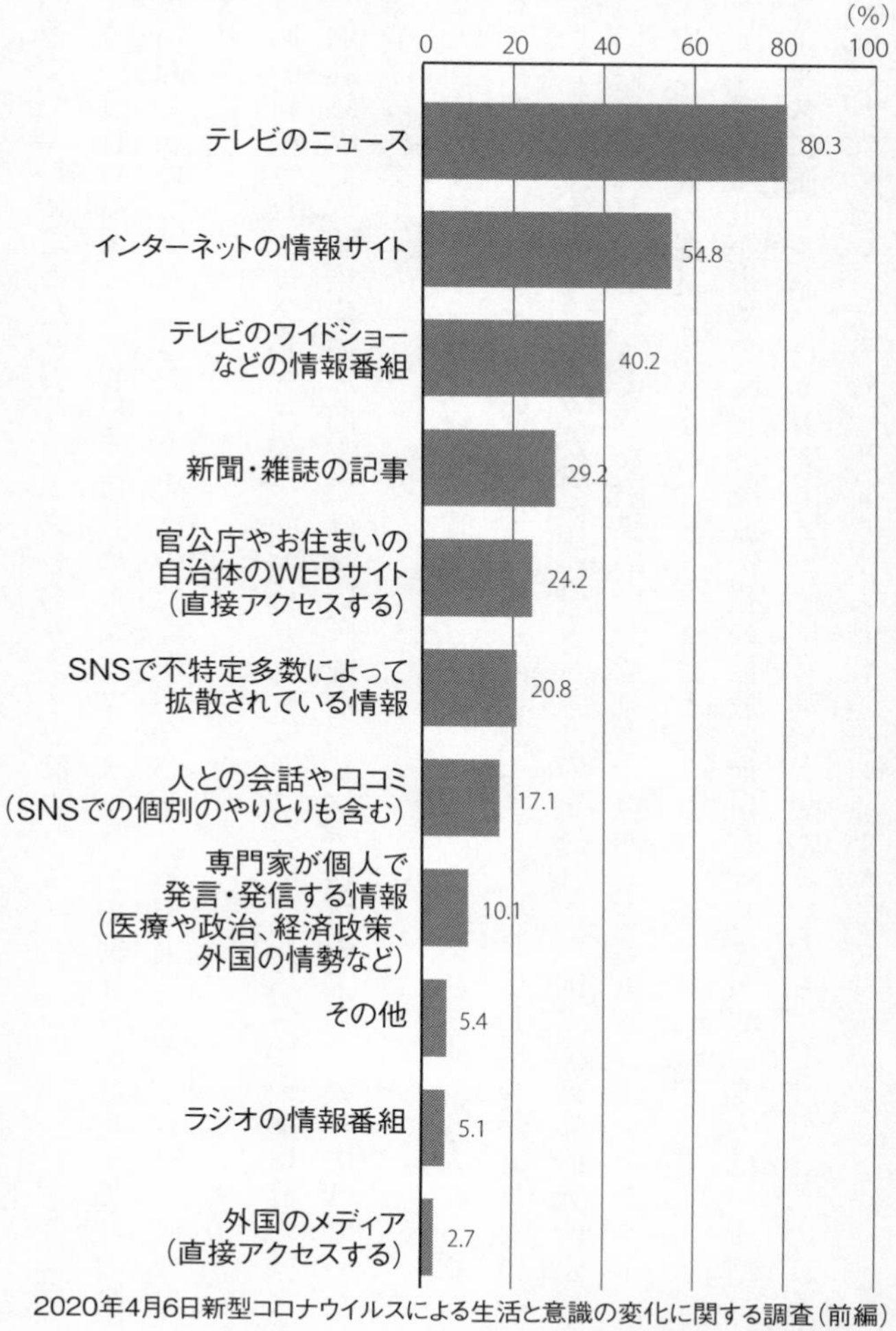

2020年4月6日新型コロナウイルスによる生活と意識の変化に関する調査（前編）
株式会社第一生命経済研究所

その多くがテレビだったというデータもあります（図表2）。

こういう背景もあり、テレビをはじめとするマスメディアの関係者には、信頼性の高い医療情報を届けていただきたいと思うのですが、今のところ現実は必ずしもそうはなっていません。

今回の新型コロナウイルス報道で問題になったことのひとつに、「感染症に詳しい」という触れ込みで、感染症の専門家ではない医師がテレビで独自の主張を繰り広げていたことが挙げられます。

まだ国内で流行が始まっていない時期に、すでに国内には感染者が何百万人もいるからＰＣＲ検査を全員にすべきだと主張をする医師もいました。「ＰＣＲ検査ができないのは（民間に検査を委託してデータが外に流れてしまうのを恐れた）国立感染症研究所が邪魔をしているからだ」というような陰謀めいた意見も、専門家を名乗るコメンテーターから飛び出し、世間の混乱を招きました。

メディアの報道が根拠の乏しい医療情報の拡散に加担してしまっているのは、新型コロナウイルスに限った話ではありません。「頭が痛いと思っていたら、じつはこんなに重大な病気だった」というような、恐怖をあおる報道は日常茶飯事です。

報道で恐怖をあおることで、一般の方が受けるメリットはほとんどありません。新型コロナウイルスでも、過剰な恐怖をあおる報道で、感染者に対する偏見や差別が助長された面があります。一医師の立場としては、いつも恐怖をあおる報道には疑問を感じています。

◆なぜ、不確かな情報に飛びついてしまうのか

ところで、なぜ日本では、多くの人がマスメディアが発する医療情報を妄信してしまうのでしょうか。

ひとつには、多くの人がかかりつけ医を持っていないことが挙げられます。日本では、かかりつけ医制度がなく、希望すればどこの病院でも治療を受けられる制度になっています（現在は、大病院では紹介状のない患者さんを受け付けていないところはありますが）。

新型コロナウイルスの蔓延で受診者の減った病院もありましたが、一般的には、大病院・開業医を問わず、外来はどこも忙しく、患者さんと十分なコミュニケーションを取れないのが実情です。とくに大病にかかっていない段階では、医師から十分な医療情報を得

ることは難しいでしょう。

また、日本では長い間、自分がかかった病気の治療法について、「おまかせします」と、医師に決定を委ねることが一般的でした。自分の健康について自分で考え、治療についても自分で理解し、選択する習慣がほとんどありません。

この本では、できるだけ多くのみなさんに、医療情報を正確に理解するためのヒントを伝えていきたいと考えています。のちほど、医療情報に接したり、取り入れたりする際の、いくつかの基本的な考え方を紹介します。

情報化社会の現在は、生活のあらゆる分野で情報があふれており、それぞれの情報を正しく見分けることが求められています。

その中でも、医学に関する情報は健康や命に直接関わるだけに、より正しく見極める必要があるでしょう。衆目《しゅうもく》を引くようなキャッチーな情報に対して、表面的に理解した気になって飛びつくのではなく、科学や医学における「基本な考え方」「基本的なスタンス」を知った上で、適切に向き合う必要があります。

それは医学の専門知識がない一般の人には難しいのでは？　と、尻込みしてしまうかもしれません。でも、誰でもある程度理解でき、実用に活かせる方法を提示するつもりですので、ご安心ください。

◆「エビデンス」の理解が欠かせない

最近、本書のテーマである「エビデンス」という言葉をよく聞くようになりました。「エビデンス」とは「科学的根拠」という意味で、「高血圧に○○が効くというエビデンスが出てきた」「エビデンスあり！　△△がウイルスを死滅させる」といった報道や記事のタイトル、コピーなどをよく目にします。「エビデンスがある」ことがその情報や商品の信頼性を高めるのに一役買っていることは間違いないでしょう

医学の情報を理解し、読み解くのに、「エビデンス」への理解は欠かせません。

一方で、「エビデンスあり」が必ずしも科学的真実とは限らないことは、知っておく必要があります。典型的なところでは、正反対の二つの結果に対して、それぞれが「エビデンスあり」と打ち出していることがあるからです。

そう考えると、「エビデンスっていったい何なのか」という疑問が湧いてくるのも当然でしょう。

本書を読んでいただければ、「エビデンス」がそもそも何であるのかを理解できます。

また、「エビデンス」に対して、過剰な期待を抱いたりすることもなくなり、より客観的に、より正しく健康情報、医療情報を理解することができるようになります。

2 専門家によって言うことが違った新型コロナ対策

◆専門家ですら意見の一致をみないのはなぜ？

新型コロナウイルス感染症においては、専門家によっても言うことが違っているようにみえ、とまどった方も多いかもしれません。

ある病気に関して、細かな治療方針が専門家によって異なることは珍しくはありませんが、今回の新型コロナウイルス感染症では、未知のウイルスであったことがその傾向を加速させました。

でも、最初にみなさんに知っておいていただきたいのは、「医学においては、専門家たちが一見、異なるようにみえる意見を述べることはよくあることだ」ということです。

専門家ですら意見の一致をみないような問題なら、一般の人はどうしたらいいか判断しようがない、と不安になるかもしれません。しかし、科学や医学の「基本の考え方」を知っていれば、むやみに不安になることはなくなります。

そのためにも「エビデンス」を理解することが必要です。「エビデンス」を正しく知ることで、みなさんが医学に対して抱いている疑問で解決するものは少なくありません。

・医師によって、治療法、予防法が違うことがあるのはなぜか
・同じ病気なのに、医師同士で「意見の違い」が生じるのはどうしてか
・同じ専門家でも、時間が経つと意見が変わるのはなぜなのか

新型コロナウイルスに限らず、医学的問題でこのようなもやもやを感じている読者は多いかもしれません。実際、新型コロナウイルスが武漢で流行し、話題になっていた頃と、国内で感染が問題になってきた頃とで、意見が変わってきているようにみえる専門家もいました。

「言うことがコロコロ変わって、専門家もあてにならないなあ」

わたしもこんな声を耳にしたことがあります。

◆「エビデンス」とは絶対の真実ではない

しかし、言うことがコロコロ変わる専門家はまったく信用が置けないかというと、必ずしもそうとは言えない場合もあるのです。

どういうことか？

医師は「エビデンス」をもとに病気について診断し、治療を施します。「エビデンス」は、研究にもとづいた事実であり、日々、新しいものが生まれています。

十分な根拠にもとづいた新しい事実が生まれてくると、診断法や治療法が更新され、変わっていきます。実際に、今ある病気で、20年前と同じ治療法を行っている病気は少なくなっています。

医学の進歩とともに、適切な診断法、治療法が変わっていくのはよくあることです。つまり、「エビデンス」は絶対的真実ではなく、医学の進歩とともに日々更新され、変わっていくものなのです。

未知のウイルスだったために、それが短期間に起こり、「専門家でも言うことがコロコロ変わる」ようにみえたのが、新型コロナウイルスやその感染症に関する報道の特徴でもありました。

3　「エビデンスあり」という印籠

◆たったひとつの真実という誤解

「エビデンス」を直訳すると「証拠」となりますが、先述したように、わたしたち医師は「科学的根拠」という意味で使っています。

最近では、「エビデンス」という言葉は医療界のみならず、ビジネスなど他の分野でも使用されるようになったためか、本来の意味とは違うニュアンスで理解されることも増えてきました。

典型的なのが、「エビデンスあり」というのは、たったひとつの真実、絶対的真理だと思ってしまうことです。

たしかにわたしたち医師は、エビデンス＝科学的根拠にもとづいて診断や治療を行っています。しかし、だからといって、それが「たったひとつの真実」であるとは捉えてはいません。

「エビデンス」とは、いくつかの、ときとして信頼性の異なる根拠のことであり、その膨大な積み重ねや分析があってはじめて、「より真実らしいこと」に近づくことができます。

エビデンスを積み重ねた、現時点でもっとも「より真実らしいこと」を診断や治療の根拠にしているのであって、たったひとつの研究や、ましてや動物実験での結果で、決定的な診断法や治療法を決めるということはありません。

◆「エビデンスあり」をPRする、あやしい治療も

「エビデンスとは何か」を理解するために、みなさんにまず知っておいていただきたいのは、次の3点です。

①エビデンス＝真実とは限らない

②「エビデンスあり」は、必ずしもその診断法・治療法が正しいことを意味しない
③エビデンスも玉石混交

とくに最近では、「エビデンスあり」とうたった、高額であやしい民間治療が見受けられます。

「エビデンス」という言葉を、あたかも正当性を与える印籠《いんろう》のように使っている不誠実な健康食品や自由診療もあります。

それらの食品や治療法が必ずしも効果がないとは断言できませんが、ほとんどは医学的にはたいして効果が期待できなかったり、勧められなかったりするものです。

そのようなものに惑わされないためにも、「エビデンス」について、より正しい理解をする必要があるのです。

4 そもそもエビデンスとは？

◆エビデンスにはランクがある

では、そもそも「エビデンス」とは、どういうものなのでしょうか？

ひとくちに「エビデンスあり」と言っても、じつは「エビデンス＝科学的根拠」にはさまざまな段階＝ランクがあることは、一般にはあまり知られていません。

エビデンスとは、もともとは疫学（集団を対象に、疾病の発生などを、生活環境などさまざまな要因との関係から考察する学問）に由来する用語なのですが、何万人規模の疫学調査から導き出された統計学的結論も「エビデンス」なら、一人の医師の意見や臨床体験をもとにした症例報告も、「エビデンス」の範囲に入ります。

このように「エビデンス」の概念の幅が広いことが、世間に「エビデンスあり」の情報が氾濫する一因です。

医学の世界では、エビデンスの信頼性の強弱を「エビデンスレベル」と言い、35ページの図表3のようなピラミッド構造で示されます。

信頼性は、レベル1からレベル6に分けられ、レベル1がもっとも信頼性が高く、レベル6がもっとも信頼性が低くなります。

あくまでも、これは古典的な目安であり、現実には、すべての研究がこのようにふるい分けられるとは限りません。今後修正されていく可能性もあり、絶対視するものでもありません。しかし、エビデンスを考える上で基本になるものですので、覚えておくとよいと思います。

エビデンスレベル6　「専門家の意見」

図表3を見ていただくとわかるように、具体的なデータなどにもとづかない「専門家の意見」というのはレベル6で、もっとも信頼性が低いところに置かれます。医学専門誌に掲載されるような専門家の意見ですら信頼性が低いレベル6になるので、ワイドショーなどにおける「専門家の意見」は、言わずもがなでしょう。

日本における新型コロナウイルス感染拡大の第一波の頃によく聞かれた、「アビガン（抗インフルエンザ治療薬）を使ったら、重症者を減らせるのではないか」といった専門家の意見がここに入ります。

エビデンスレベル5「**症例報告**」

そのひとつ上のレベル5「症例報告」とは、専門の教科書にも載っていない珍しい症例を経験したときや、通常の治療は効かなかったけれど、特定の治療を試したら効果があったような症例を、論文にしたり、学会で発表したりしたものです。専門家の間で知見を共有したり、議論したりすることが目的で、信頼性のレベルは低いのですが、臨床医が研鑽《けんさん》を積むにあたって、大きな役割を果たしています。

新型コロナウイルスの問題で言えば、診療現場でアビガンを投与したところ、症状の改善が見られた、という症例がそれに当たります。

エビデンスレベル4「**症例対照研究**」「**コホート研究**」

レベル4の「症例対照研究」とは、過去にさかのぼって、病気の要因などについて研究するやり方のことです。肺がんを例にすると、「現時点で肺がんを発症している人」を集めて、「タバコを吸っていたかどうか」などの生活習慣について調べ、「現時点で肺がんで

(図表3) エビデンスには段階=ランクがある

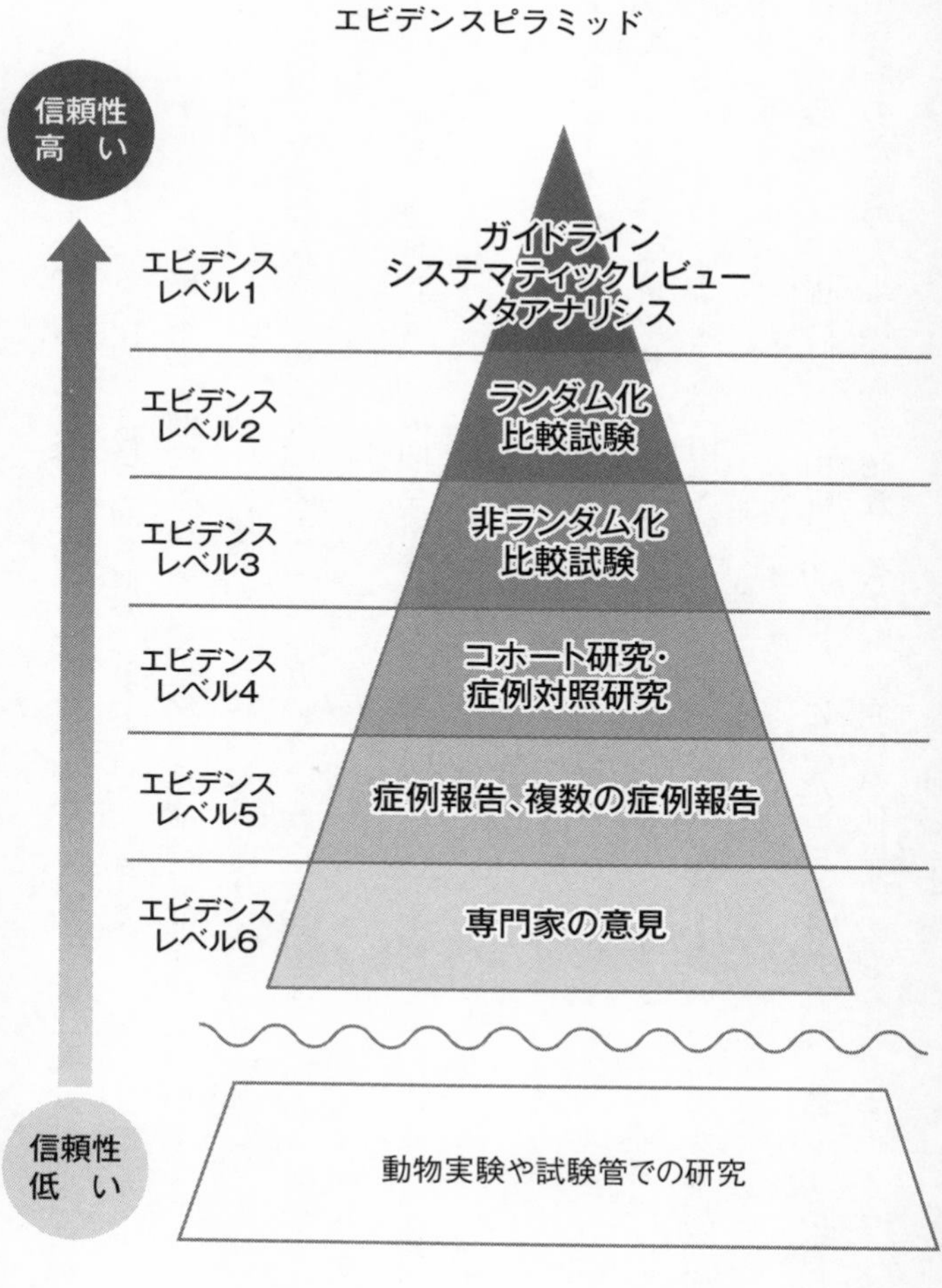

はない人」と比べて、「タバコを吸っていた人が多いのかどうか」を比較分析する研究法です。過去にさかのぼるため、「後ろ向き研究」とも言われます。

新型コロナウイルス感染症を例に取れば、死亡例、重症例、軽症例について、それぞれ「どんな要因があったのか」を調べる研究がこれに当たります。つまり、死亡例や重症例には、高齢者や基礎疾患のある人が多かった、というような研究です。

「後ろ向き研究」に対して、「前向き研究」もあります。これが同じレベル4に分類されている「コホート研究」で、コホートとは数千人から数万人という大きな集団（コホート）のことです。

同じく肺がんを例にすると、「現時点では肺がんを発症していない人」をある一定の人数集めて、「喫煙者」「非喫煙者」に分けて、これから何年か観察して、「喫煙者の中で肺がんになる人」と、「非喫煙者の中で肺がんになる人」がどれくらいいるのかを比較検討する手法です。

コホート研究では、福岡県の久山町で60年以上にわたって続けられている、生活習慣病の原因究明のための大規模な疫学調査「久山町研究」が世界的にも有名です。

一般に、同じレベル４でも「前向き研究」のほうが「後ろ向き研究」より信頼性が高いとされています。

エビデンスレベル３　「非ランダム化比較試験」
エビデンスレベル２　「ランダム化比較試験」

患者さんを対象とした研究のやり方の中で、もっとも信頼性が高いと考えられているのが、「ランダム化比較試験」です。

たとえば、新しい薬の効果を確かめる際に、参加する患者さんを二つのグループに分け、一方のグループには新しい薬を投与し、もう一方のグループには、ニセの薬（人体に害のないもの）を投与します。

どの患者さんをどちらのグループに割り振るかは、ランダムに決められ、人間の判断が一切入らないようにするのが「ランダム化比較試験」（レベル２）で、ランダム化の手法を採り入れないのが「非ランダム化比較試験」（レベル３）になります。

ランダム化比較試験で、研究に参加している患者さんがどちらに割り振られたかわからないようにし、また、薬を投与する医師の側も、自分が投与しているのが新しい薬なのかどうかわからなくする、というやり方が「二重盲検法」で、さらに信頼性は高くなります。

どうして薬を投与しないグループに、「ニセの薬」を与えるのかというと、与えられるのが実際には効果がないとされる「ニセの薬」であっても、「治療薬をもらっている」と思うだけで、少し数値が改善したりすることが知られています（これを「プラセボ効果」と言います）。ですので、実際に検証したい薬の効果がプラセボ効果ではないことを証明する必要があり、「ニセ薬」を与えて比較するのです。

エビデンスレベル1「システマティックレビュー」「メタアナリシス」

信頼性の最上位、レベル1に位置するのが「システマティックレビュー」「メタアナリシス」です。

これは簡単に言うと、「複数の研究を統合して、結果を出したもの」ということになります。

たとえば「Aという新薬は○○病に効くか」というテーマの研究をくまなく集めて、信頼性の低いものはふるい落とし、信頼性の高い研究だけを集めて分析し、結論を出すものです。

信頼性の高いランダム化比較試験でも、研究によって「効いた」「効かなかった」と正反対の結果が出ることもあります。複数の研究を統計的な手法を使って統合して、「効いた」という結果が出たとしたら、それはかなり信頼できる結果＝エビデンスと言うことができるでしょう。

もちろん、この方法にも欠点がないわけではありません。集められる研究の数がまだ少なかったり、研究方法（デザイン）に問題のあるものが含まれていたりする場合、信頼性は落ちることになります。

そして、通常、この「システマティックレビュー」「メタアナリシス」を経て、専門分野ごとに「診断や治療のガイドライン」が作成されることになります。

また、よく「動物実験で○○が証明された！」というニュースが出ることがありますが、エビデンスピラミッドを見ていただくとわかるように、動物実験は「エビデンスの欄外」に置かれています。

動物実験で効果が出ても、その後、ヒトを対象とした研究で証明できなかったことは山ほどあります。動物実験の結果だけでは信頼性は低い、ということは知っておいたほうがいいでしょう。

5 「エビデンスあり」なのに、違った情報が出てくる理由

◆「証拠」にはさまざまな種類がある

前項で述べたように、「エビデンス」といっても絶対的なものではありません。イメージとしては、エビデンスを「科学的に証明された絶対的真実」として捉えるのではなく、あくまで相対的なものとして客観的に捉える必要があります。

身近な例として、二時間ドラマの殺人事件をイメージしてみましょう。

二時間ドラマに出てくる探偵や刑事は、あやしいと思われる犯人に対し、犯罪を行ったということを証明するために、いくつかの証拠集めをします。目撃証言や、血痕や毛髪などのDNA鑑定、遺体の病理解剖、自白など、さまざまな種類の「証拠」があります。

証拠はそれぞれ、客観的なもの、主観的なものに分かれます。

たとえば、「わたしは□□さんを殺しました」というような自白だけでは、その人を犯人と決めつけるには不十分です。

医療で言えば、「○○が△△に効きます！」と、製薬会社や医師が主張するのは、「□□さんを殺しました」、あるいは「殺していません」と犯人が主張をするようなもので、主観的な事実にすぎません。「本当に殺したのか」を確認するには、客観的ないくつかの証拠を集める必要があります。

殺人事件の証拠は、主観的なものも客観的なものもあり、信頼性もさまざまだと思われます。「それほどあてにならない証拠」から「決定的証拠」まで、いろいろなレベルがあるでしょう。

それと同じで、医学における「エビデンス」も、「精査された絶対確実な真実」ではなく、二時間ドラマの探偵や刑事が集めるような、あくまで「証拠のひとつ」と捉えるとわかりやすいと思います。

各種医学系学術団体では、さまざまなエビデンスを集め、分析して、それがどの程度正しいのか、有効なのかを「診断や治療のガイドライン」として発表しています。その際に検討する研究結果のエビデンスの信頼度は、複数の専門家で決めています。

とはいえ、決めるのは人間なので不完全なこともあります。当然のことながら、新しいエビデンスが出ると改訂されていきます。このとき、これまでと大きく違った方向性が示されることもあります。

◆「相反するエビデンス」はこうして生まれる

このように、エビデンスとは絶対的なものではなく、あくまで証拠のひとつでしかないわけですが、ときに正反対の結果それぞれに「エビデンスあり」とされることがあります。

なぜ、このようなことが起こるのでしょうか？

相反するエビデンスが生まれる理由のひとつに、研究の条件があります。研究にはデザイン（研究方法や条件、調査人数などの規模）があり、デザインによって信頼性も変わってきます。

とくに対象人数の少ない小規模で、対象が偏った不完全な研究がいくつか行われているだけのような段階では、正反対の結果が出ても不思議ではありません。

たとえば、マスクに関する研究でも、デザインによって、感染拡大防止効果がある、という結果が出ているものと、そうでないものとがあります（巻末の参考文献1。以下同）。

また、すでに出されているエビデンスをどう評価するかで、相反するエビデンスがあるようにみえることもあります。裁判においても、証拠をどう評価するかで、有罪か無罪かが変わる場合があるのと同じです。

たとえば、ある病気に、Aという薬は効かないということが、大規模ないくつかの研究で証明されていたとします。ところが、ある医師が「動物実験で効果があったから本当は効くはずだ」と主張したとしたら、一般の方々は「専門家によって意見が違う。相反するエビデンスがある」というふうに思ってしまうかもしれません。

しかし、大規模、かつ複数の研究によるエビデンスと、動物実験でのそれとでは、そもその信頼性のレベルが違います。

これはあくまで極端な例ですが、膨大なエビデンスが出ていても、それをどう評価するかで結論が変わってくることもあるということです。

◆大切なのは「エビデンスの本質」を知ること

ここまでお話ししたように、「エビデンス」という言葉を前にしたとき、必要以上に絶対視しないことが重要です。

テレビやネットによってもたらされる健康情報は、正しいものからあやしいものまでさまざまですが、「エビデンス」という一見もっともらしそうな、現代医学の土台とも言えるものですら、玉石混交であることに驚かれたかもしれません。

現代は情報化社会で、わたしたちは正しい情報からあやしい情報まで、日々さまざまな情報にさらされながら生活しています。

医学だけではなく、生活のあらゆる場面で、情報を正しく理解し、適切に処理し、その人にとって最適な行動をすることが必要になってきます。

そのためには、個々の枝葉のような表面的知識ではなく、根幹をなす「基本的な考え方」を知っておくことが大切です。

わたしたち医師は、「医学の考え方」を、医学部で6年間かけて学びます。わたしは、医療の専門家ではないみなさんにも、医療情報と向き合う上で欠かせない「基本的な考え方」をできるだけ簡単に理解していただきたいと思い、本書を執筆しました。

それを理解する上で重要なのが、現代医学の中核とも言える「エビデンス」の本質を知ることだと考えます。

6　健康を「選択」する時代

◆リスクの低い時代に生きているからこそ

専門家ではない一般の方々にとって、今ほど医学の「基本の考え方」が重要な時代はありません。

わたしたちは特殊な時代を生きています。以前のように、日常的に命に関わる感染症のリスクにさらされたり（たとえば、天然痘のような）、平均寿命が50歳程度であったり、新生児死亡率が高い時代であれば、命を守るために「絶対にやったほうがいいこと」がありました。

たとえば、麻疹《ましん》（はしか）や日本脳炎の予防接種を受ける、脚気《かっけ》にならないようにビタミンB_1を含んだバランスのよい食事をする、くる病にならないようにビタミンDを含んだ食事をする（一般の方がそういう判断をするのは難しかったかもしれませんが）……などですが、栄養状態の改善や衛生的な生活環境の実現により、２０１９年の統計では、平均寿命が男性81・41歳、女性87・45歳にまで延びました。人生百年時代も遠くありません。

現代においては、日常的な死のリスクは非常に低くなり、日本をはじめとする先進国で生きている限り、「これをしなければ死んでしまう」というような選択はほとんどありません。

日常生活において、少なくとも健康という観点からは、「絶対にやったほうがいいこと」「絶対にやめたほうがいいこと」はなくなったと言っても過言ではないのです（ただし、重病の場合は別です。がんになったときには、手術が受けられる場合は、絶対受けたほうがいいですし、抗がん剤が必要と判断された場合も受けたほうがいいでしょう）。

日本に住むわたしたちは、衛生的な生活環境で生き、医療も最先端の治療が保険適用で受けられます。しかし、そういった中でも、「健康に不安がある」と思っている人は多いのです。

平成26年の厚生労働省「健康意識に関する調査」（２）では、自身を「健康だと思う」とした人が七割以上でしたが、同時に、「健康に不安がある」と答えた人も約六割いて、不安の内訳は、「持病がある」約四割、「体力が衰えてきた」約五割、「ストレスがたまる・精神的に疲れる」が四割弱のほか、「がんにかかるのが怖い」「心筋梗塞・糖尿病などが怖い」が二割弱ありました。

健康で幸せに生きるためには、健康をめぐる情報について、エビデンスを正しく知り、活用することが、不要な不安、恐怖を抱かないためにも必要になってくるのです。

◆「少しのリスク」と「少しの利益」を天秤にかける

わたしたちは、日常的に多くのリスクに囲まれて暮らしています。たとえば、交通事故に遭うリスク、がんになるリスク、心臓病にかかるリスクなどなど。でもそれは、実際にはそれほど高いリスクではありません。

がんにしても、「２人に１人ががんになる」と言われ、統計的にも、生涯でがんと診断される人は男性で65・５％、女性で50・２％（２０１７年データにもとづく）（３）ですが、実際にがんに罹患《りかん》するのは、ほとんどが70代、80代以降で、「長寿になったから、がんになるようになった」とも言えるのです。

騒がれている新型コロナウイルスも、歴史の中で流行した感染症に比べると、致死率はけっして高くなく、重篤な感染症とは言えないでしょう。逆説的ですが、みんなが健康で長寿なのが「当たり前」になったからこそ、それほど病原性の高くないウイルスが脅威とみなされるのです。

一方で、明確なリスクがあり、「やめたほうがよい」と指導されるものに喫煙がありま す。喫煙者の肺がん罹患率は、非喫煙者の約4倍です。

しかし、そのタバコですら、吸っている人全員が肺がんになるわけではありません。国立がん研究センターの予防研究グループによると、現在喫煙している人で、重度のスモーカーでも、これから10年の間に肺がんになる確率は、60歳の男性で6％程度、70歳の人で11％程度です（4）。タバコを吸っても、肺がんにならない人のほうが多いのです。

ただし、タバコは他のがんのリスクにもなりますし、肺気腫《はいきしゅ》など、生活に大きな悪影響をもたらす病気になることも多いので、当然のことながら、わたしも医師として禁煙をお勧めします。

いずれにせよ、医学的な治療も、食事の改善などの日常的な事柄も、やるかやらないかは「それによってもたらされるリスクと、得られる利益を天秤《てんびん》にかける」ことで決めることになります。「禁煙する」ことによってもたらされるリスク（太る、など）よりも、利益（肺がんをはじめとする病気を防ぐ）が大きいので、医師は禁煙を勧めます。

今の時代、すでにわたしたちは、タバコほどはっきりしたリスクのある嗜好品《しこうひん》や食品に触れる機会は少なくなっています。タバコよりも、もっとリスクの低いものにばかり囲まれて暮らしています。「少しのリスクと少しの利益」を天秤にかける時代になっているのです。

◆「普通の人より1・2倍がんになりやすい」をどう受け止めるか

たとえば、いまあなたが、まったく健康に問題がない人だとして、「赤身肉をたくさん食べたら、ほとんど食べない人に比べて、1・2倍大腸がんになりやすい」と言われたら、どうするでしょうか？

1・2倍という、それほど高いとは言えないリスクに対してどう考えるかは、意外に難しい問題です。この程度のリスクですと、「わたしは肉が大好きだし、全員が大腸がんになるわけでもない。早期発見しやすいがんだし、これまで通りに肉をいっぱい食べよう」という結論も、医学的な正解とは言えませんが、人生の選択のひとつでしょう。

「病気にならない」という目的のために、人生の楽しみをすべて犠牲にすると、何のために生きているかわからなくなります。

多くの人が健康に生きることができ、それほど高いわけではないリスクに囲まれている現代では、重病の場合を除いて、一概に「こうすべき」と言える答えはなく、難しい時代になっています。

◆健康はゴールではない

「病気のリスク」と天秤にかけなければならないのは、「利益」だけではありません。リスクが小さなものであればあるほど、「自分の人生の価値観」と天秤にかける必要があるケースが出てくるでしょう。

健康リスクを少しでも減らすという選択をするのか、それとも、多少のリスクは覚悟の上で自分が幸せだと感じるほうを選ぶのか。すべてのことは、そのバランスで成り立つと言えます。

健康だけを人生の目的にする「健康オタク」になることを、わたしはお勧めしません。健康は、あくまで自分の生きたいように生きるための手段であり、幸せになるための手段だと考えるからです。

そうであるならば、より正しくリスクを理解する必要があるでしょう。リスクを過大評価して、必要以上に自分の楽しみを制約してしまったり、あるいは逆に、リスクを甘くみて、かからないでいられたはずの病気にかかってしまったりする。そんな事態はぜひとも避けたいものです。

そのためにも、繰り返しになりますが、現在の健康情報・医療情報のキモとも言える「エビデンス」を正しく理解することが大切になります。

第2章

エビデンス重視の医療になったのは、じつは最近だった

＊「都合のいい」エビデンス解釈には要注意

◆そもそもエビデンスは「何を」指しているのか

前章で、エビデンスには信頼性にランクがあることをお話ししましたが、この章では「エビデンス」を、その歴史を含めて、少し学問的な観点からみていこうと思います。

わたしは前章で、エビデンス（evidence）をわかりやすく説明するため、二時間ドラマの「証拠」にたとえました。しかし、医学分野では、正式には「科学的根拠」と訳されます。

ただ、この「科学的根拠」という翻訳が混乱の一因になっている面があります。「科学的根拠」というと、受け取る側は非常に高い信頼性があるように思ってしまいます。しかし、その信頼性は、高いものから低いものまであるのは、すでにお伝えした通りです。

また、「エビデンスがある」という言葉は、「十分に信頼できる根拠がある」という意味で使われることもありますが、すべてがそうではありません。「エビデンスはあるが、信頼性はそれほど高くない」ということもあり得るのです。

◆体に効くメカニズムがわかってもエビデンスとは言えない

「エビデンスって、作用機序《さようきじょ》（薬などが体に作用するメカニズム）のことですか?」と、一般の方から聞かれたことがあります。エビデンスという言葉が、世間でも徐々に使われるようになってきて、誤解も増えてきているようです。

エビデンスとは、病気の仕組みや薬の作用そのもののことではありません。体に作用するメカニズムが示されても、それだけでは「エビデンスがある」ということにはならないのです。

「メカニズムが示される」例をひとつ挙げてみましょう。

「オプジーボ」という薬を覚えているでしょうか。これは、本庶佑《ほんじょたすく》先生が開発し、2018年にノーベル生理学・医学賞を受賞したことで話題になったがん治療薬です。治療費が非常に高額という点でも話題になりました。

オプジーボ（一般名ニボルマブ）は、「免疫チェックポイント阻害薬」という薬のひとつです。

「免疫チェックポイント阻害薬」ががんに効くメカニズムは、本庶佑先生らのグループによって発見されたPD-1というタンパク質によります。

PD-1は、免疫を司る、T細胞という細胞の表面にくっついているタンパク質です。T細胞は、がん細胞を攻撃しようとしますが、がん細胞が持っているPD-L1およびP

D‐L2というタンパク質が、T細胞のPD‐1に結合すると、がん細胞はT細胞に攻撃をやめるように信号を出し、そうすることで、T細胞は攻撃をしなくなってしまうのです。

そこで、PD‐1に、がん細胞が結合できないようにして、T細胞が攻撃できるようにするのが、オプジーボなどの「免疫チェックポイント阻害薬」が効くメカニズムです。

詳しくはこのあとの「薬の承認」のところでお話ししますが、このようにメカニズムが示されても、まずは少人数で安全性のチェック、それから、用法や用量などの設定を経て、ある程度多くの患者さんでの試験で「効果があった」ことが示されないと、治療薬として使用できません。

オプジーボなどの免疫チェックポイント阻害薬は、きちんと決められたプロセスをクリアして、信頼できるエビデンスが示され、使用できるようになったのですが、なかには「メカニズムが示されたのに効かない」ということも起こります。

なぜそういうことが起こるのかというと、人体の仕組みは複雑で、体内ではさまざまな物質の相互作用があります。研究室で作り出した人工的な環境で起こり得たことが、実際の人体で起こるとは限らないからです。

広告などで、健康食品や、保険適用になっていない薬などのメカニズムが、ことさらに強調されている例があります。こんなにメカニズムが解明されているのなら、体に効くだろうと思いがちですが、それは大きな誤解です。メカニズムが解明されただけでは、「十分なエビデンスがある」という段階ではないのです。

◆もともと疫学・公衆衛生学から生まれた

エビデンスのイメージとしては、医学的な作用やメカニズムよりも、統計的なデータ解析を想像していただくといいと思います。

医師の診断や治療と、統計がどうやって結びつくのか、ピンとこない方もいらっしゃるかもしれませんが、現代の医学は、統計と深い関わりを持っています。

医学において、統計学がとくに大きな役割を果たしてきたのは、疫学と公衆衛生学ですが、前述のように、エビデンスという言葉はそこから生まれました。

現代医学では「○○病は、人口10万人に対して何人くらい発生するのか、△△という薬剤が効く確率は何%なのか」というデータを把握し、それをもとに診断や治療を行います。「これまでの経験から、なんとなく効きそうだから、この薬で治療してみよう」というような主観的な判断は許されません。データをもとに、判断の根拠となる結論を出すためには、統計を使う必要があるのです。

あくまで統計であるため、「エビデンスさえあれば、100％間違いない」という根拠を指すものではありません。むしろ、100％のエビデンスはないと考えておいたほうがいいでしょう。エビデンスの一つひとつは、信頼性がそれぞれ違う、数ある証拠のうちのひとつにすぎないのです。

「エビデンスがあるから大丈夫」ではなくて、あくまでエビデンスは、判断するひとつの材料として扱うべきものなのです。

◆エビデンスはいつから注目されるようになったのか

「エビデンス」と言うと、医学において昔から重視されてきた考え方のように思われるかもしれませんが、じつは、それほど歴史は古くはありません。

わたしは1997年に医学部に入学しましたが、その頃、日本の医療界でようやく、エビデンスの考え方が話題になり、一般の医師たちも、「これからはエビデンスベーストメディスン（EBM＝Evidence Based Medicine＝科学的根拠にもとづく医療）だ」というようなことを口にしていました。それまでは、治療において、臨床医の経験や、先輩医師から教えられたことが重視されていました。この潮流が起こって以後、診断および治療において、科学的な根拠があるかどうかが重視されるようになっていきました。

医療において、エビデンスを重視する考えを提案し、のちのＥＢＭに大きな影響を与えるきっかけとなったのは、アーチー・コクランというイギリスの軍医で、疫学者でもあった人物です。

コクランは、１９７２年に出版した著書『効果と効力（effectiveness and efficacy）』で、医療においては医師の個人的経験ではなく、信頼性の高いランダム化比較試験（37ページ参照）にもとづくべきだと主張し、その後の医療に大きな影響を与えました。

その後、コクランの弟子は、１９９２年に、コクラン共同研究という組織を作り、世界中の研究を精査し、要約するプロジェクトを始めました。わたしたち医師は、こういったプロジェクトのおかげで、現在、さまざまな分野のエビデンスを集めて、要約した結果を見て、治療などの参考にすることができます。

もうひとつ、エビデンスの歴史において重要なターニングポイントになったのは、１９９１年に、ゴードン・ガイアットがＥＢＭという概念を提唱したことです。１９９２

（図表4）経験重視の医療から、
エビデンスにもとづく医療へ

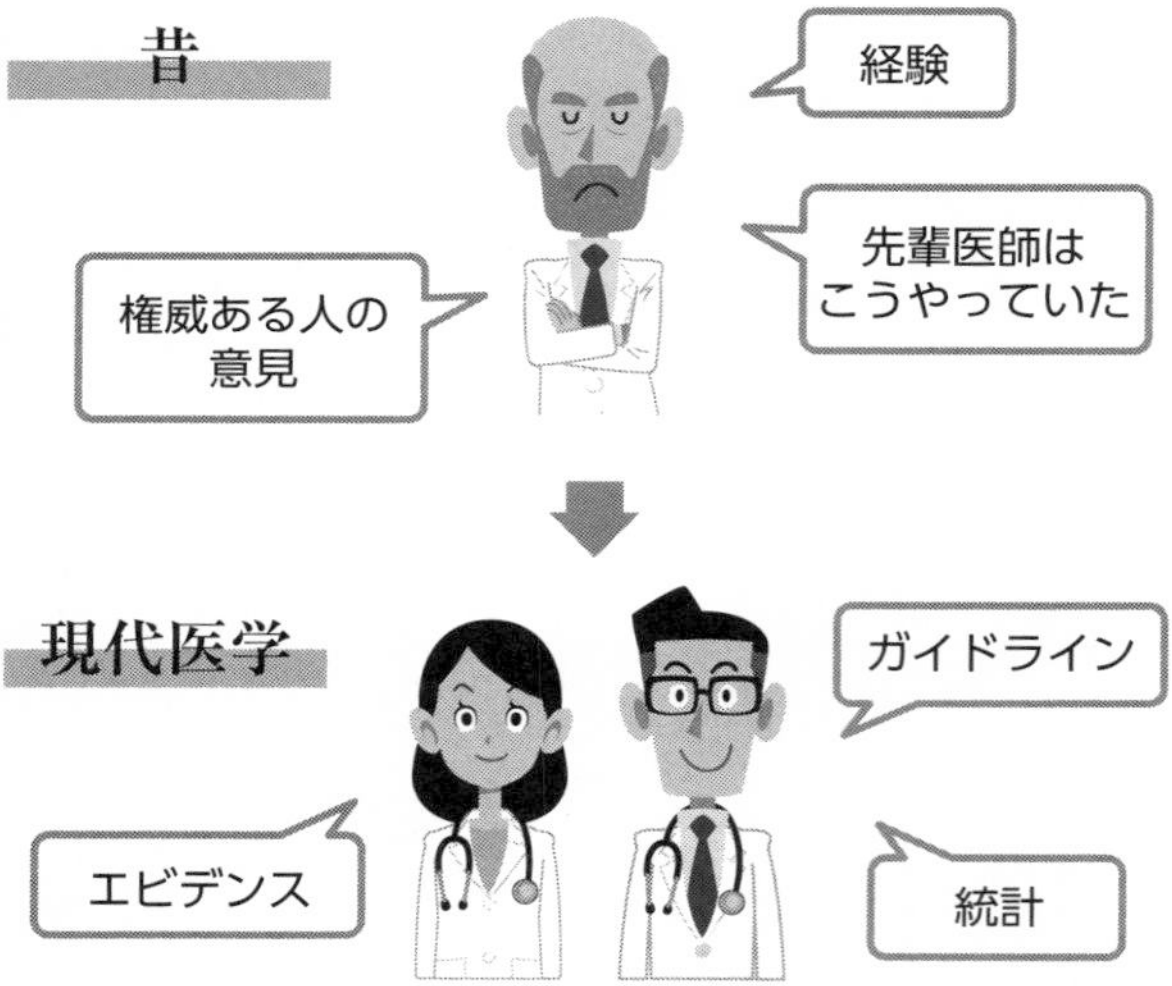

年、アメリカの権威ある医学誌「JAMA」にて、ゴードン・ガイアットとその師のデイビッド・サケットらは、直観や個人の経験ではなく、研究から得られたエビデンスを用いた医学研究の必要性を述べています。

この後、世界的にEBM、つまり直観や個人の経験による治療ではなく、臨床試験の結果にもとづいた医療を重視する流れが急速に広まり、現在に至っています。

昔は、権威のある人が「これはいい治療法だ」と言えば、他の医師たちもそれを信じる傾向にありましたが、EBMが一般的になったおかげで、「権威のある人が勧める」だけでは、十分な根拠があるとはみなされなくなっています。複数の研究で結果が出ている治療法でないと、「その治療がよい」と勧める根拠としては不十分なのです。

こうみていくと、エビデンスにもとづいた医療というのは、意外に歴史が浅いということがおわかりいただけると思います。

◆医師たちが治療方針を決める「ガイドライン」

医師たちは、エビデンスを参考に診断や治療をし、新しい研究結果が出ると、診断や治療のやり方をアップデートしていきます。

しかし、玉石混交のエビデンスに全部目を通すことは、医師といえども難しく、すでに確立された治療に関しては、昔の論文を一つひとつ調べていては非効率です。では、何を参考にして診断や治療を行っているのでしょうか。

さまざまな病気の治療の指針として、現在では、いろいろな学会で「ガイドライン」が作られ、診断や治療の指針を示しています。「ガイドライン」は、その分野の複数の専門家が、エビデンスを検証して、「この検査や治療はどれくらい勧められるのか。この生活習慣はどれくらいリスクがあるのか」の目安を提示しています。

たとえば、「乳癌診療ガイドライン」（2018年版）疫学・診断編では、「がんが見つけにくい乳腺濃度の高い人に超音波検査を検診の補助として使うべきか」という項目では、「死亡率を減らす効果は明らかではないので使用しないことを弱く勧める」とあり、また「緑茶の摂取は乳癌発生を低減させるか」に対しては、「証拠不十分」としています。

エビデンスにもとづいた、客観的なガイドラインが作成されていることにより、医療者の間にひとつの治療に関するエビデンスが共通認識として広く共有されることが可能になっています。また、ガイドラインは何年かに1回、新しいエビデンスを検証して、改訂されています。

ガイドラインは医療者向けですが、患者さんも、見ると参考になる情報がいくつもあると思います。また、乳がんや卵巣がんなどでは、やさしい言葉で書かれた、「患者用ガイドライン」もありますので、気になる方は一度目を通してみるといいでしょう。

◆どういう状態になれば「信頼性の高いエビデンス」になるのか

「エビデンスあり」とうたっていても、実際には玉石混交であることをこれまでお話ししてきました。では、どういう状態になれば「本当に信頼できるエビデンスがある」と言えるのかが、みなさんの関心のあるところではないでしょうか。

「本当に信頼できるエビデンスがある」のでなければ、「これが効く」という情報をまともに信用できないからです。

「本当に信頼できるエビデンスがある」と言えるのは、やはり、ランダム化比較試験などの信頼性の高い研究がいくつか行われ、それを統合した研究が行われて（システマティックレビューやメタアナリシス）、複数の専門家がそのエビデンスを検証したあとだと言えるでしょう。前項で述べた、「ガイドライン」などにまとめられていれば、広く世間一般においても、ある程度「信頼できるエビデンス」と言えます。

ここまで書いてきたように、「このエビデンスは信頼できる」となるまでには、いくつもの大きな山、ハードルを越える必要があり、ひとつの研究で簡単に示せるものではないことは心に留めておいてください。

◆薬が承認されるまでにもエビデンスの積み重ね

保険適用になっている薬は、程度の差はありますが、最低限の信頼できるエビデンスがあると言えます。最低限、研究で成果が出ないと、新しい薬の保険適用はなされません。

その薬が、病気の治療の中でどのように位置づけられるのか。たとえば、ある病気に対して、最初に使われる薬なのか、他の薬の効果がないときに使われるのか。そういった位置づけは「ガイドライン」などでまとめられています。

薬が承認されて、使用されるプロセスを知っておくと、「最低限の信頼性を獲得するまでに、これほど大変な山を越えなければならないのだ」ということが、おわかりいただけると思います。

新しい薬が、保険適用になるまでに、三段階の臨床試験（健康な人や患者さんを対象に、その薬を投与して行われる研究）が必要です。

まず、動物実験などで成果が確認されると、少数の健康な人（おもに男性）に投与して、安全性の確認がなされます。これが、第1相の臨床試験です。第1相試験で安全性が確認されると、今度は、少数の患者さんたちを対象として、用法や用量などの設定を目的とした試験を行います。これが第2相試験です。

ここまでで深刻な副作用などがあると、研究そのものが中止になることがあります。

第1相、第2相試験をクリアすると、より多くの患者さんを対象とした研究が行われ、

（図表5）「信頼できるエビデンス」にたどり着くまで

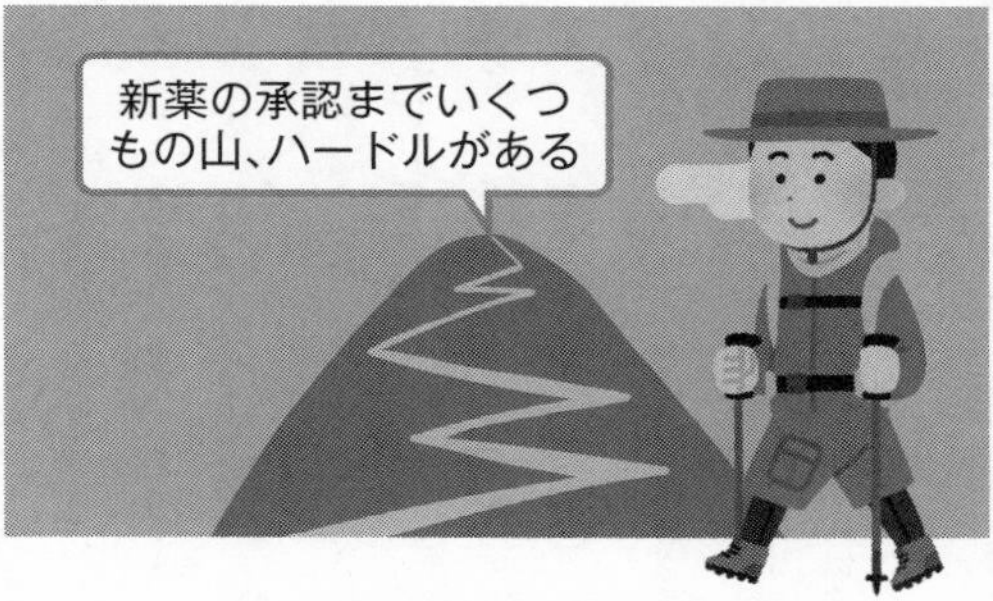
新薬の承認までいくつもの山、ハードルがある

新薬の開発・承認過程

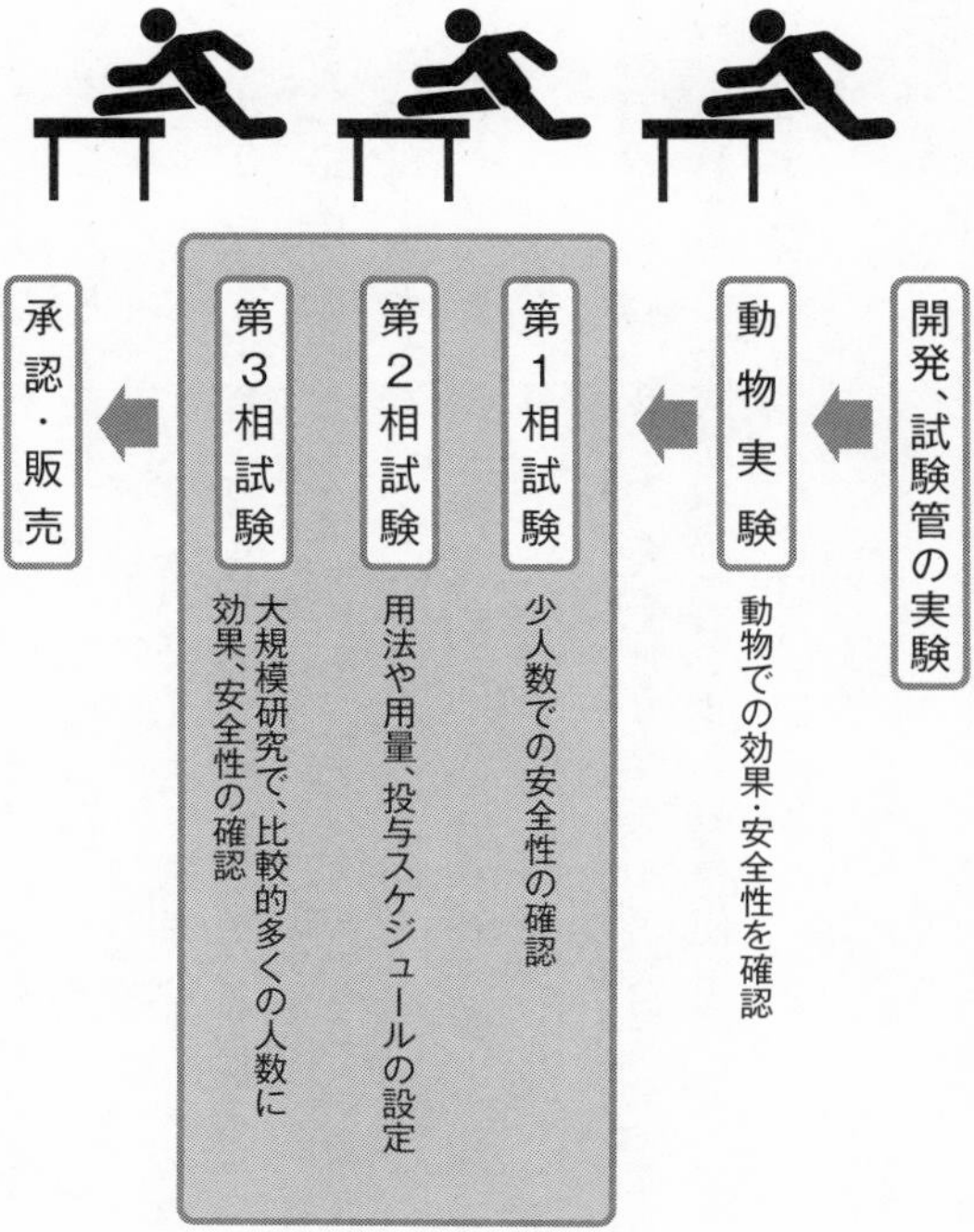

これは、第3相試験と呼ばれます。

第3相試験で効果がはっきりせず、「やっぱり効かなかった」となることもあります。また、副作用が出て研究が中止になることもあります。

臨床試験の人数の目安は分野や個々の研究によって異なりますが、一般的に、がんでは第1相試験で10－30人、第2相で100人以下、第3相で100－数千人程度です。

このように、薬の効果が確認されて保険適用になるまで、いくつもの山、いくつものハードルを越える必要があり、簡単には承認されないようになっているのです。

現に、新型コロナウイルスの治療薬やワクチンも、いくつもの研究が中止になったりしています。

ちなみに、新型コロナウイルスのワクチンは、緊急性の高さからアメリカですでに開始されていますが、米食品医薬品局（FDA）の正式な承認ではなく、緊急使用許可という形で認可されています。日本でも緊急承認されるのか、注目されています。

◆都合よく転用する「チェリーピッキング」

これまでもお話ししてきたように、本当に信頼性の高いエビデンスというのは、一朝一夕に築けるものではありません。

テレビなどで、専門家に取材した内容の一部だけを切り取って報道する、「切り取り報道」が問題になることがあります。最近でも、新型コロナウイルス感染症に関して、取材を受けた医師が、そのような発言はしていないのに、「ＰＣＲ検査をもっと拡大すべきだ」というような発言をしたかのような編集をされたと、民放テレビを告発したケースがありました。

このように、ときとしてマスコミは、自分の主張に都合のいい発言だけを、取材の中から切り取ってきて報道してしまう「切り取り報道」をしてしまうことがありますが（悪意がない場合もあるでしょう）、エビデンスに関しても、自分が主張したい内容に合わせて、「都合のいいデータのみを持ってくる」ということができてしまいます。

研究論文を書いた研究者たち自身が、都合のよいデータのみを出す場合もありますし（これは、かなり見抜くのが難しいです）、営利企業が、出た論文の一部を都合よく解釈していることもあります。

研究の、都合のいい部分だけを抜き出して使用することを、「チェリーピッキング」と言います。

ひとつ例を挙げてみましょう。

「がんは治療しないで、放置しましょう」

世の中には、このような主張をする医療者もいて、本もたくさん出ています。

たしかに、がんの中には非常に低い悪性度の、進行が遅いものがあります。これを、検診などで早く見つけてしまうと、リスクのある手術を行わなければならなくなり、「がんが治る」ことよりも、手術による合併症や後遺症のリスクのほうが大きくなることがあります。乳がんや、前立腺がんの一部でそのようなことが起こりやすく、これは、「過剰診断、過剰治療」と言われます。

しかし、こうしたがんはごく一部の例に限られ、ほとんどのがんはむしろ、放置するとどんどん大きくなり、進行して、転移を起こし、気がついたときには「末期がん」と呼ばれる状態になってしまいます。がんの多くは、たとえ合併症のリスクがあっても、適切な治療を速やかに受けるのが望ましいのです。

しかし、世の中には、一部の「放っておいてもかまわないがん」のエビデンスをもとに、がん全体に広げて「がんは放置してかまわない」と主張するケースもあるので、非常に困ったものだと思います。

また、食事でも、「糖尿病の患者に試して効果のあった食事法」など、特定の患者に絞った研究の結果を、エビデンスがないにもかかわらず、健康な人にも勧めようとするケースもあります。「エビデンスがある」といっても、誰を対象とした研究かを見分けなければなりません。

◆エビデンスの拡大解釈にも注意

あるひとつの食品や薬品で十分なエビデンスが出ると、類似した薬品や食品も効果があるかのように喧伝《けんでん》されることがあります。

たとえば、先にも例に挙げた「オプジーボ」ですが、これが話題になったとき、「オプジーボ」のみならず、「免疫療法」というものが幅広くウェブサイトなどでPRされることがありました。

そこでは、オプジーボをはじめとした免疫チェックポイント阻害薬とはまったく機序の異なった免疫療法や、まだ研究段階の、エビデンスもない免疫療法も一緒くたにされていました。

当たり前の話ですが、オプジーボが一部の肺がんに効果を示すからといって、すべての免疫療法が効果があるということにはなりません。「免疫療法」というのは、非常に広い範囲を示す言葉なので、単一の概念ではありません。

あるいは、大豆製品や食物繊維の多い食品の効能がうたわれたりします。これらは個々の食品ではエビデンスがあったりもするのですが、それらを加工した製品や、同じ成分のサプリメントがそのまま効果があるかというと、必ずしもそうではありません。果物が健康にいいからといって、果物ジュースが健康にいいとは言えないのです。

「同じ成分だから効果がある」「ノーベル賞が証明した成分」などと書かれていることもありますが、個々に研究結果を出さないと、本当に効果があるかどうかは示せないものなのです。こういった拡大解釈には注意が必要です。

では、次章では、「エビデンスあり」と言われている健康情報・医療情報の中で、相反するような情報が出ているものを具体的に挙げて、実際にはどうなのかを検証していきたいと思います。

第3章

エビデンスが分かれる健康情報、本当はどうなの？

＊たとえば、糖質制限は健康にいいのか・悪いのか

1　新型コロナウイルスの感染予防対策

エビデンスが分かれる健康情報

◆流行当初、マスクは感染予防に効果がないと言われていたが……

2020年1月、武漢で流行が始まり、グローバル化による人の移動とともに、瞬《また》く間に世界中に広がった新型コロナウイルス。身近なところでは、「マスクは効果があるの？ないの？」という疑問がありました。

最初の頃、テレビでは、専門家や識者の多くは、「マスクは感染予防に効果がない」と言っていました。その頃は、世界の感染対策に大きな影響を与えるアメリカの疾病予防管理センター（CDC）や、世界保健機関（WHO）も、一般の方にはマスクは勧めない、医療従事者や感染者の介護をする人だけが着用すること、という方針でした。

ところが、国内で少しずつ流行する段階に入り、専門家の中にも、「マスクをしましょう」と言う人が増えてきました。そして、まず4月にCDCが、マスクの推奨に切り替え、「一般の方に布製フェイスマスクを勧める」という方針になりました。それから1カ月ほどして、ＷＨＯも流行地域ではマスクを着用することを勧める方針に切り替わりました。

こういった経緯をみて、「専門家は適当なことを言っている」「専門家でも意見をコロコロ変えるし、信用できない」と思った方もいらっしゃるかもしれません。「初期にマスクが不要と言った人は、責任を取るべきだ」と言う人もいました。はたして専門家は本当に「適当な」ことを言っていたのでしょうか。

◆エビデンスがない＝効果がない、ではない

一般的に、「専門家の意見」は、そのときの最新のエビデンスにもとづいて構成されています。ここで注意しなければならないのが、これまでお話ししてきたように、エビデンスにも信頼性の高いものとそうでないものがあり、限られたデータしかない場合は、それをもとに意見を構成するしかないということです。

医療情報については、「つねにベストな選択をしている」ことはむしろまれで、その時点で「ベターな選択をしている」ということを覚えておかなくてはなりません。

武漢での流行が連日報道されていた頃、専門家や識者はほとんどが、「一般の人に、マスクを単独で勧めるのは意味がない」という意見でした。では、この頃にはどんなエビデンスがあったのでしょうか。

マスクに関する研究は、今回の新型コロナウイルス流行で著しく増加しました。それまでは、それほど研究は多くはありませんでしたが、インフルエンザやSARS《サーズ》での、マスクや手指衛生についての研究がいくつかありました(5、6)。

手指衛生とは、石けんによる手洗いやアルコール消毒のことです。その時点でのいくつかの研究結果を総合すると、「マスク単独での効果ははっきりしないが、手指衛生と組み合わせることで効果がある」というものでした。

また、「アベノマスク」で賛否両論を引き起こした布マスクですが、それまで布マスクに関しては非常に少ないエビデンスしかなく、まとまった研究も、小規模のものを含めて数えるほどしかありませんでした(7、8)。その研究結果も、「不衛生に扱うと、感染を防ぐどころか蔓延させてしまうかもしれない」というものもあり、けっして手放しで勧められるものではありませんでした。

この時点で、「マスク単独で効果があるというエビデンスはない」と専門家たちは言い、

「だから手洗いもきちんとしましょう」と勧めていたわけですが、「マスク単独でのエビデンスがない」という言葉を、「マスクは効果がないと証明されている」というような意味で受け取っていた人も多かったと思います。

わたしも医師ではなく一般の立場だったなら、そのように受け取ったでしょう。医学的な真意を正確に伝えるのは難しいものです。

専門家たちが言っていたのは、「マスクの効果は十分に証明されていない」ということで、二時間ドラマの裁判で言うと、「証拠不十分で無罪」ということだったのです。

とくにマスクのような日常生活で使うものの効果を判定することは、みなそれぞれ違う環境に生きているため、さまざまな条件をそろえなくてはならず、簡単ではありません。「効果があると証明するに足るような研究の質と数」が確保されないことも多いのです。

◆ＷＨＯも最初は推奨していなかった

わたしたち医師が情報を得る上で重視しているのは、公的機関の情報です。このような公的機関は、エビデンスを集め、それを専門家たちが精査して、われわれ一般の医師たちに、どんなことが勧められ、何をしてはいけないのか、指針を示してくれる存在です。

感染症の分野で信頼できる公的機関といえば、先のWHO（世界保健機関）や、CDC（アメリカ疾病予防管理センター）が挙げられます。

日本では、厚生労働省の発信する情報がもっとも信頼できるでしょう。ただ、テレビなどでは、「WHO」の名前を使って単に権威づけしていたり、情報の一部だけを強調していたりするのをみかけるので、過度に強調するような場面に遭遇したら、注意が必要かもしれません。

ところで、WHOもCDCも、当初は一般の人たちにマスクを推奨していなかったことは前述しました。

CDCが2020年4月に、一般の人に布製フェイスマスクを推奨するように方向転換した背景には、いくつかの研究で、くしゃみや咳《せき》で飛沫《ひまつ》の飛ぶ距離が大きいことや、エアロゾル（小さな飛沫）が飛び散る距離が、想定されていたよりも広いというエビデンスが出てきたことがあります(9)。呼吸や通常の会話によっても感染する可能性もあるともされました(10)。

また、感染していても無症状の人が多く、無症状者や、発症する前の人々から感染することがあり得るというエビデンスも出て（11、12）、方向転換を後押ししたようです。

ＷＨＯが方向転換するのはもう少しあとになります。６月になって、権威ある医学雑誌「ランセット」に、マスクの効果について複数の研究を統合した「メタアナリシス」の手法で検証した論文が出て（13）、マスクの効果が示唆されました（はっきり証明されたところまではいっていません）。取りあえずの根拠を得て、ＷＨＯも、流行している地域では、一般の人たちにマスク着用を勧めるようになりました。

また、これは感染症特有の事情ですが、エビデンスの有無とは別に、「その地域で流行しているかどうか」で、マスクを勧めるかどうかの方針も変わるので、それも混乱を招いた要因だったと思われます。

ＷＨＯに関しては、「対応の遅さ」を非難する声がみられましたが、「確実なエビデンス」と「迅速な対応」とは、トレード・オフ、つまり、「あちらを立てればこちらが立たず」の関係にあります。

「十分なエビデンスが出るまでは明確な方針を出すのは難しい」と考えれば対応は必然的に遅くなりますし、迅速性を重んじれば、別のエビデンスが出てきて方針が頻繁に撤回されることもあり、バランスは非常に難しい面があるのです。

たとえば、迅速性を重んじた例では、イギリスとアメリカで２０２０年12月上旬に承認された新型コロナウイルスのワクチンがあります。迅速な承認がなされ、両国で接種が始まっていますが、エビデンスは、とくに長期的な安全性に関しては、まだしっかり検証されていません。

◆新しく出てきたマスクのエビデンス

では、新型コロナウイルス感染症で、マスクについて新しく出たエビデンスのおもなものを、研究の形式別に見ていきましょう。

①「動物実験」のエビデンス

香港大学が、ハムスターを使って、マスクに関する効果を検証した研究が話題になりました(14)。

ハムスターにマスクをさせることはできないので、感染したハムスターと感染していないハムスターを別々のケージに入れて、仕切りとしてマスクを使い、空気の流れを一方向にして、「感染ハムスター・非感染ハムスターともにマスクをしていない場合」「感染ハムスターがマスクをしていて、非感染ハムスターがマスクをしていない場合」「感染ハムスターはマスクをしておらず、非感染ハムスターがマスクをしている場合」で、感染する確率をそれぞれ算出しました。

その結果、マスクをしていない場合は非感染ハムスターの66・7％に感染が認められました。それが、感染ハムスターのみがマスクをした場合、非感染ハムスターの16・7％に感染が認められました。非感染ハムスターのみにマスクをした場合は、33％に感染するという結果になり、「感染したハムスターがマスクをするのがもっとも効果がある」という結論になりました。

ただ、この実験を見ていただくとわかるように、「動物実験」というのは、普段人間が暮らしている環境とはずいぶん異なった人工的な環境を作っていることがおわかりいただけるかと思います。

②「後ろ向き研究」のエビデンス

コロナウイルスに感染している患者さんたちが、「どんな要因で感染したんだろう」と、過去にさかのぼって調べる研究が「後ろ向き研究」です。

中国では、家族からの感染が、マスクをすることで防げるのかを確かめた「後ろ向き研究」があり、その結果によると、家庭内感染を79％減らせたという報告があります(15)。

③「前向き研究」のエビデンス

ある時点で、細かい条件を設定して、患者さんたちに研究に加わってもらい、一定期間を経た段階で、結果を分析するのが「前向き研究」です。

マスクであれば、マスクをした人と、マスクをしていない人を観察して、どちらが感染する確率が高かったかを見る、というようなものです。

これは、条件の設定や、参加者を募ること、一定期間観察することが必要で、かなり時間がかかります。

オランダで始まっていますが(16)、結論が出るまではまだ時間がかかりそうです。

④「メタアナリシス」のエビデンス

「メタアナリシス」は、多くの研究を集め、統合して、「さて、マスクは効果があるのか、ないのか」と結論を出すので、一番信頼性が高いと考えられます。研究の数が少なかったりすると、「研究Aでは効果があったけれど、研究Bでは効果がなかった」ということがよく起こるからです。

もちろん、前述したようにメタアナリシスにも問題があって、「元になったいくつかの研究」が十分に信頼性の高いものでない場合、必ずしも「メタアナリシスだから確実」ということにはならないこともあります。

マスクの感染予防効果に関する「メタアナリシス」は、先にも紹介した「ランセット」に掲載されたものが有名で、「マスクや人との距離を1メートル以上空けることで感染を減少させる可能性がある」という結果でした(13)。

現時点での結論 ⇒ **新型コロナウイルスの感染予防対策（マスクの効果）**

日本では、マスクをしていない人を見かけることはほとんどありません。最近では、「科学的根拠にもとづいて」というよりは、最低限のマナーのようになっていて、マスクをしていない人は白い目で見られたりします。

一方、アメリカでは、新型コロナウイルス感染症の流行が日本よりもはるかに深刻にもかかわらず、トランプ前大統領などはマスクをせずに演説し、ホワイトハウス内に感染が広がったことがありました。

マスクの研究は、まだ条件をきちんとそろえた前向き研究が非常に少ない状態です。そのため、先の「ランセット」に載ったような「メタアナリシス」でも、対象にした研究は玉石混交の状態です。もっと信頼できる前向き研究が増えれば、それを統合するメタアナリシスの信頼性も上がっていくでしょう。

現時点で、マスクは「感染症が流行している場所では、ある程度感染拡大を防止できる」ということは言えそうですが、実際にどの程度効果があるのか、はっきりとしたエビデンスを示せるようになるのは、まだこれからです。

いずれにしても、感染の拡大を防ぐ時期にあるのであれば、マスクはしたほうがいいことに専門家の間で異論はないでしょう。

2 エビデンスが分かれる健康情報

ワクチンは効果がある vs あまりない（麻疹・インフルエンザなど）

◆麻疹や風疹、日本脳炎などには信頼性の高いエビデンスあり

ワクチンに関しては、「エビデンスが分かれる」と言うと語弊があります。公的接種が定められているワクチン（子どもの頃に義務で接種する「麻疹」や「風疹《ふうしん》」、「日本脳炎」など）は、「効果あり」という信頼性の高いエビデンスがあります。

たとえば麻疹なら、定められた回数を接種すると、95％に抗体（ウイルスなどの感染を防ぐために体内で作られる物質）ができて、ほとんどの人は二度とかかりません。また、多くの人が接種することで、かからない人が増え、伝染が予防されます（これを集団免疫と言います）。

あえてここで「エビデンスが分かれる」（分かれているようにみえる）情報として取り上げるのは、不確実なエビデンスをもとに「副反応」とする例があり、リスクが過大に見

積もられがちだからです。

ワクチンが「承認」されて国内で使用されるためには、定められたいくつかの試験を突破しなければなりません（63ページ参照）。公的接種になっている予防接種は、効果や副反応の面で、信頼性の高い試験を突破しています。いくつかの試験を突破しても、最後のもっとも厳しい試験を突破できないこともあり、そのような「十分なエビデンスのない」状態では、予防接種は承認されません。

ですので、承認されているワクチンは、一定の効果があると信頼できるエビデンスがあると考えていいのです。

◆副反応のリスクをどうみるか

ワクチンでみなさんが一番に心配されるのは、副反応のことだと思います。

わたしたち日本人は、物心つかないうちから、生後二カ月から受けられるB型肝炎ウイルスワクチンを皮切りに、麻疹やポリオなど、相次いで何十種類ものワクチンを受けます。こういったワクチンは効果がありますが、ごくまれに副反応を引き起こします。

ワクチンの副反応は、軽いものでは、打ったところが赤く腫《は》れ上がるものがあります。

また、まれにではありますが、ワクチンを打ったことでその感染症の弱い症状が出る（たとえば麻疹だと、発熱）こともあります。

ただし、非常にまれな副反応でも、ゼロではない限り怖い、という気持ちはわたしたち医師にもよく理解できます。とくにワクチンは、病気の薬と違って、もともと健康な人が打つので効果を実感しにくく、怖い面ばかりが強調されてしまう面もあります。

「ワクチン反対派は、非科学的な迷信を信じており、科学的な考え方ができない」と言う人もいますが、わたしは、「わずかなリスクを過大に恐れてしまう」のは、誰しも起こることであり、ワクチンに反対する人に特有なことではないと思います。

わたしたち医師は、検査や治療の説明の前に、起こり得る副反応などの有害事象について、必ず患者さんたちにお話しします。その際、１％よりもはるかに頻度が低い有害事象についても、患者さんには「確率としては０・０５％でも、起こってしまうと、その人にとっては１００％になってしまいますから」と、説明することがあります。確率として俯《ふ》瞰《かん》すると小さなことに見えても、重篤な有害事象が運悪く起こってしまうと、本人や家族にとって非常に深刻な事態になってしまうからです。

しかし、さまざまな、けっして大きくはないリスクに囲まれて暮らしているわたしたちは、リスクを過大評価せず、「数字を冷静に比較し、利益が大きいほうを選ぶ習慣」をつけておいたほうが、大きな失敗をしないですむはずです。一般的に、ワクチンによる予防効果を選んだほうが、よりメリットが大きいのです。

◆えっ、ある種のワクチンを打つと自閉症になる？

かつて、「ワクチンを打つと自閉症になる」という説がまことしやかに言われたことがありました。アメリカのトランプ前大統領も、そのような発言で物議をかもしたことがあります。この話は、「あるエビデンスの発表」が発端になりました。

発端となった論文は、1998年に「ランセット」に掲載されたものでした。

それは、イギリスのアンドリュー・ウェイクフィールドという医師が書いたもので、「MMRワクチン（麻疹・ムンプス・風疹三種混合ワクチン。日本国内では一般に使用されていない）を打つと、腸炎や自閉症になる」との主張でした。この論文は、権威ある医学誌に掲載されたものではありますが、わずか12人に対する報告でした（17）。

それに対し、2002年、同じく権威ある医学誌である「ニューイングランド・ジャーナル・オブ・メディスン」に、「MMRワクチンの注射と、自閉症の発症は関係がない」

というエビデンスがデンマークから発表されました(18)。

この研究では、１９９１年から１９９８年までに、デンマークで生まれたすべての子ども（約53万７０００人、そのうちＭＭＲワクチンを打ったのが約44万人）を対象に、自閉症とワクチン接種に関連があるかを調査したものでしたが、「関連がない」という結果だったのです。

それに加えて、ある記者が、ウェイクフィールドがこのワクチンとは別のワクチンを開発している会社などから金銭をもらっていたことや、データを操作していたことを指摘したため、論文は撤回され、ウェイクフィールドは医師免許を剥奪《はくだつ》されました。

現在では、自閉症とワクチンに関連はないというのが、医学界での常識になっています。

◆予防効果が比較的低いワクチンも

これだけワクチンの効果や安全性が実証されてきても、ワクチンに懐疑的な人が多いのは、接種義務のないワクチンの中には、比較的効果が小さいものがあることも原因かもしれません。

たとえば、インフルエンザのワクチンです。現在、毎年日本で流行するインフルエンザは、２００９年に登場してパンデミック（世界的感染）を引き起こした「新型インフルエンザ」と同じ型のものです。

現在の新型コロナウイルス感染症も、日本に定着して、今後は毎年流行を繰り返すのではないかと言われていますが、インフルエンザの場合も、２００９年の新型インフルエンザがそのまま定着し、その後も流行を繰り返しています。

インフルエンザワクチンは、ワクチンを接種してできた抗体が持続する時間が短く、インフルエンザの遺伝子が変異を繰り返すことから、予防接種を打っても、完全に予防することは難しいのです。

しかし、だからといって、効かないわけではありません。国内での研究では、乳幼児では20－60％、65歳以上の高齢者福祉施設に入所している高齢者について、34－55％程度、打っていない人に比べて発症を予防できたという研究があります(19)。

「ワクチンを打たなくても、発症したらタミフルなどの治療薬を飲めばいいのでは」と言う人もいるかもしれませんが、やはりまずは、ワクチンを打つことをわたしはお勧めします。感染してしまうと、乳幼児や高齢者は髄膜炎《ずいまくえん》や肺炎などの合併症の恐れもありますし、タミフルは「熱の出る期間が約１日短くなる」程度の効果しかないからです。

現時点での結論 ⇒ ワクチンの有効性（麻疹・インフルエンザなど）

前章の「薬の承認プロセス」でお話ししたように、薬やワクチンが認可されるためには、三段階の、安全性と有効性を検証する厳しいプロセスがあります。

現在一般的に使用され、義務接種となっている予防接種は、有効性に関しては、信頼性の高いエビデンスがあると考えて問題ありません。

接種義務のある予防接種でも、ずっと同じ成分が使用されるというわけではなく、新しいワクチンが開発され、効果や利便性の面でも優れていると、変わったりすることがあります（たとえば、三種混合は現在、四種混合に変わりました）。

予防接種や薬は、承認されて保険適用になり、通常に使用されるようになってからでも、新たな副反応が報告されたり、想定されていた副反応の割合よりも頻度が高かったりするなど、問題になることがあります。

たとえば日本では、子宮頸《しきゅうけい》がんワクチンに関して、全身の痛みや脱力などの副反応が疑われ、問題になりました。副反応の報道はセンセーショナルになされ、その後、厚生労働省が積極的な接種の推奨を中止していたこともあり、接種率は1%程度に低迷しています。

その後の調査のことはあまり報道されませんが、名古屋で行われた研究では、子宮頸がんワクチンの接種と、副反応と言われる症状の出現に、「明らかな関係がない」ことが報告されています(20)。子宮頸がんワクチンの副反応も、「エビデンスがある」とは言えないのです。

しかしながら、一般的には、ワクチンを接種すると、非常に低くはありますが、ある一定の確率で、重い副反応が出現することがあります。誰に出るか、前もって予測することはできません。非常に不謹慎な言い方ですが、こういった状態を「ロシアンルーレット」と表現する人もいます。わたしたちは、「ワクチンの効果と、何万人に1人の重い副反応」を天秤にかけて、どちらか選ばなければなりません。

「少しでも重大な副反応が出る可能性があるなら、控えたい」という考えも、もちろんひとつの考えであり、選択であり、尊重されるべきです。

アメリカをはじめとする先進国では、ワクチンを打つかどうかも「個人の自由」という考えが広まっているので、ワクチンを避ける人が増え、麻疹の流行が起こったことがありました。たしかに、健康に関わる医学的な選択は、個人の自由と価値観にもとづいてなされるべきでしょう。

しかし、わたしは、予防接種で病気を予防できるメリットは、確率の低い副反応にはるかに勝ると考えています。ですので、麻疹も子宮頸がんも、ぜひ怖がらずに予防接種をしていただきたいと個人的には思っています。

インフルエンザの予防接種に関しては、期待できる効果は発熱期間が短くなるなどマイルドですが、小さなお子さんと高齢者はとくに、メリットのほうが大きいと考えます。

3

エビデンスが分かれる健康情報

糖質制限は健康にいい vs 健康に悪い

◆「やせる」ことと「健康になること」は違う

糖質制限によるダイエットがブームです。わたしの周囲にも、「白米を食べないようにしている」と話す人が増えています。コンビニやスーパーで売られているサラダチキンは、糖質制限の追い風もあって、売り上げが増えて、種類も豊富になっています。

今までは、ダイエットというと「全体のカロリーを下げる」のが主流でした。しかし、糖質制限をすると効率よく体重が落ちることがわかり、昨今の糖質制限のダイエットブームにつながりました。

糖質制限に関しては、「やせることができ、健康によい」という意見と、「やせる一方で、健康被害が出ている」という意見があります。実際のところはどうなのか見ていこうと思います。

糖質制限をすると、減量効果があることは数々の研究でわかっていますが、「減量効果」がはたして「健康」と直結するのかどうかが重要です。「やせる」というのは、あくまで「健康になる」ことの通過点にすぎないので、最終目標がどうなのかを検討することが必要だからです。

◆医学的に「健康になる」ってどういうこと？

まず考えなければならないのは、「健康になる」という目標が、どんなことであるのか、ということです。普段生活している中で、わたしたちは、漠然と「やせる」「運動する」「野菜を食べる」と考えますが、医学的には、「死亡率を減らす」「心筋梗塞などの深刻な病気を減らす」ことが取りあえずのゴールになります。

「健康」というと、メンタル面や生きがいなど、実際にはもっと多くの要素があるのですが、糖質制限などの食事法・健康法について検討する場合には、その「良い」「悪い」は、死亡率や深刻な病気のリスクという観点から検証しているということを踏まえて、以降の文章を読み進めてください。

◆糖質制限が心筋梗塞・脳梗塞を防ぐ可能性

世の中には、「糖質制限」をはじめとして、「脂肪制限」「カロリー制限」など、さまざまな食事法があります。

これまでの研究では、糖質制限は、脂肪制限と同じような減量効果があることがわかっています（21）。また、心筋梗塞や脳梗塞などを起こりやすくする因子（これをリスク因子と言います）を改善する可能性も指摘されています（22）。

◆炭水化物の「質」のほうが重要？

炭水化物は、量ではなく、質が大事なのだ、という研究も多くあります。具体的には、白いパンよりも、全粒粉《ぜんりゅうふん》を使ったほうがいいという結果です。

イギリスの医学誌「ブリティッシュ・メディカル・ジャーナル（ＢＭＪ）」に掲載された論文によると、「全粒粉は、心筋梗塞やがんによる死亡リスクを下げる」という結果が示されています(23)。

欧米およびアジアの複数の研究を統合したメタアナリシスで、白米は糖尿病のリスクを上げるという結果も出ており(24)、日本においても、白米を多く摂る女性は糖尿病のリスクを上げるという研究があります(25)。

しかし、日本人において、白米と玄米を比較した質の高いエビデンスがあるわけではありません。

◆糖質制限で死亡リスクが高まるという研究も

一方、糖質制限では、糖質を控えたぶん、相対的に脂質を多く摂取しがちになるため、かえって死亡リスクが増えるのではないかという意見があります。２０１９年、欧州心臓学会誌に、糖質制限食を続けると、心血管系の合併症（心筋梗塞などの血管が詰まる病気）が増えて死亡リスクが上がるという研究結果が報告されました(26)。

前にもお話ししたように、薬による治療や食事療法を行うのは「死亡リスクを下げる」のが最終目的です。ダイエットにより、体重が減って一見健康になったようにみえても、死亡する人が増えては意味がありません。

このエビデンスからは、糖質制限は長期的には健康によくないという可能性も否定はできなさそうです。

◆ハーバード大学による長期研究では？

最後に、ハーバード大学の長期研究を紹介しましょう。25年の長期にわたって、炭水化物の摂取量と、病気や死亡率との関係をみた研究です。

その結果、「炭水化物の摂取が多すぎても少なすぎても死亡リスクが高い」という結果が出ました(27)。炭水化物のエネルギー割合が50－55％の人がもっとも死亡率が低く、40％未満と70％以上はいずれも死亡リスクが高かったのです。

これは、貴重な長期にわたる大人数の研究結果ですが、「バランスの取れた食事をすることの大切さ」を示唆していると言えます。

◆ダイエット研究の難しさ

「こういう食事がいい！」といったん話題になると、多くの人がその食事パターンを真似しようとします。ただ、どれだけ「体にいい食事」だったとしても、それを続けられなければ意味がありません。

ダイエット研究で、被験者にいつもと違う食事を長く続けてもらうことは難しいですし、加えて、食事パターンを長期にわたって追いかける研究を行うことも非常に難しい、という現実があります。

また、ダイエットの研究は、「アンケート」によるものも多く、正確性に疑問符がつくことも珍しくありません。

健康診断などでは、「お酒を飲みますか？　飲むとしたら、週何回、一日に何合飲みますか？」という質問項目をよく目にすると思います。このような質問には、受診者の多くが過少申告をする傾向が知られていますし、わたしが実際に問診をする際にもそれを実感します。

さまざまなダイエットはどれも短期的には効果があるけれども、長期では体重減少や重病のリスク因子を減らす効果はなくなるという研究もあります(28)。また、どのタイプのダイエットを選ぶかよりも、きちんとやれるかどうかのほうが重要だという意見もあります。禁欲的なダイエットをずっと続けるのは難しく、リバウンドのリスクもあります。

そういう意味では、大病をしていない健康な人であれば、極端なダイエットに走るのではなく、できるだけゆるい、続けられるダイエット法を選んだほうがいいかもしれません。

現時点での結論 ⇨ 糖質制限の健康効果

糖質制限には、短期的にはかなり多くのエビデンスがあります。しかし、今まで繰り返し申し上げてきたように、「多くのエビデンスがあるから正しい」と言えるものではありません。

「やせる」「短期的に、心筋梗塞のリスク因子を改善するようだ」ということは、いくつかの研究で証明されています。

ただし、もっとも大切なのは、「長期間にわたって、死亡率を改善するのかどうか」ということです。糖質制限においては、「長期にわたる研究」が絶対的に少ないのです。「メタアナリシス」もいくつかありますが、1年程度の研究も多く、何十年にわたって検証されたものはほとんどありません。最終的な結論を出すには、もう少し時間が必要でしょう。

また、糖質制限の効果については、「研究対象がどんな人か」にも注意を払わなければなりません。「糖尿病患者」に対して効果があっても、一般の人に対して効果があるかどうかはわからないからです。

糖質制限だけではなく、食習慣に関する膨大な最新のエビデンスを見ていくと、死亡リスクを減らす「よい食事」と考えられるものと言えば、「肉よりも魚を摂取したほうがよい」「肉の中では、牛や豚、あるいはハムなどの加工肉よりは、鶏肉を食べたほうがいい」「白いパンよりも全粒粉などの茶色いパンがいい」「食物繊維をたくさん摂ったほうがいい」などがあります。

このような「常識」を念頭に置きつつ、極端に走らず、結局のところ「ほどほどに、適切な範囲で」を守ることが重要だと言えそうです。

わたしは、人間ドックの結果説明の際には、「食事はバランスが一番大事です。何かをやめればいいものでもないし、特定の食品ばかり摂取すればいいものでもありません。極端な糖質制限はお勧めしません。全体のバランスを考える必要があります」と、お話ししています。

25年間にわたるハーバード大学の研究とも一致する考えです。糖質制限をするにしても、あまり極端ではなく、ゆるやかな形でされるのがいいと思います。

4

エビデンスが分かれる健康情報

コレステロールは体に悪い vs 悪くない

◆統一されていない数値基準

コレステロールに関しては、これまで異常とされる数値が変更されることがあり、混乱を招いてきました。そのせいもあって、世間では、高いと危険だ、あるいは、高くても問題ないなど、一般の健康書などでは諸説飛び交う状況になっています。

現在、人間ドック学会の悪玉（ＬＤＬ）コレステロールの数値基準では、１２０－１３９（㎎／dℓ。以下省略）を軽度異常、１４０－１７９を要経過観察、59以下と１８０以上を要治療としています。

また、日本動脈硬化学会では、１２０－１３９を境界域高ＬＤＬコレステロール血症、１４０以上を高ＬＤＬコレステロール血症と定義しています。

一方、アメリカ心臓協会・心臓病学会では、悪玉コレステロール１９０以上は、他のリスクに関わりなく薬物治療の適応ですが、70－１８９では、糖尿病のない40歳から75歳の人では、「今後10年間で、心筋梗塞などの病気になる確率がどれくらいあるか」という、個々人のリスクを計算して、それをもとに治療を決めるのがよいとしています(29)。

◆日本人においても心筋梗塞のリスクを上げるが……

心筋梗塞の多いアメリカなど欧米人と（例外的にフランス人は少ないです）、日本人を同列に語って悪玉コレステロールのリスクを評価することには議論があります。生活習慣や遺伝的な違いなど、複雑な要因が絡んでくるからです。

日本は、ＷＨＯなどのデータをみても、世界で心筋梗塞がもっとも少ない国のひとつです。その日本人でも、悪玉コレステロールは心筋梗塞のリスクを上げ、コレステロールを下げる薬は死亡のリスクを下げるのではないかと言われています(30、31)。

しかし、同じように「死亡リスクが２倍になります」「この薬は死亡リスクを50％下げます」と言っても、「病気になりやすさ」に違いがある場合、「どこまで積極的に治療したらいいのか」という判断は変わってくるでしょう。

たとえば、もともと５人に１人がかかる病気の場合、「リスクが２倍になる」というと、５人に２人がかかることになり、その病気が一気に身近になります。しかし、１００人に１人の病気の場合は、リスクが２倍になっても50人に１人と、前者ほど差し迫った感じではなくなります。１万人に１人の比較的まれな病気の場合には、「リスクが２倍」になっても、五千人に１人がかかる程度です。「リスクが○倍」という情報だけに振り回されないようにしたいものです。

◆リスクは人によって異なる

また、一概に「コレステロール値が高い」と言っても、じつはリスクは人によって異なっています。健康診断の結果を受け取ると、数値だけを見て「正常値より高くなった」「下がった」と一喜一憂しがちです。ですが、重要なのは、「数値が正常かどうか」ではなく、「死亡のリスクが高いのか」「高いとすれば、そのリスクはどの程度のものか」を理解することでしょう。

実際に「今後10年間で、心筋梗塞などの病気のリスクがどれくらいあるのか」ということを考慮して、治療すべきかどうかを決める計算式もあります。

コレステロール値が同じように高い人でも、糖尿病があるかどうかでリスクは変わります。性別（女性は男性よりもなりにくい）や年齢、心筋梗塞などの家族歴でも変わります。喫煙しているかどうかでもかなり変わってきます。

たとえば、悪玉コレステロール値が１７０の人でも、60歳男性、喫煙者で高血圧のある人と、40歳の女性で、喫煙歴がなく、他に病気もない人では、リスクがまったく違います。

他に病気がなく血縁者に心筋梗塞にかかった人がいない40歳女性では、悪玉コレステロール値が少しばかり高くても、今後10年間で心筋梗塞などの病気になる確率は１％にも満たないでしょう。もちろん、それでも気をつけるに越したことはありませんが、数値だけで一律に判断しないようにしたほうがいいのは、そのためです。

◆「コレステロールが高いほうが死亡率が低い」の真実は

一時期、コレステロール値が高いほうが死亡率が少ないのでないかということが議論になりました。

コレステロールは、心筋梗塞などのリスク因子として「悪者」の観点から語られがちですが、栄養状態を反映するものでもあります。つまり、栄養状態が悪かったり肝臓が悪かったりするとコレステロール値も低くなります。「コレステロール値が低いことよって死亡が増えた」のか、「栄養状態が悪い原因が他にあり、それによってコレステロール値が低かった」のか、原因と結果がはっきりわからない研究も多いのが実情です。

また、日本人は、脳出血が欧米人に比べると多い傾向があります。コレステロール値が低いことは脳出血にはリスクと言われており、低すぎる場合は注意が必要です(32)。

◆卵を食べてもコレステロール値は上がらない？

血液中のコレステロール値を上げると考えられており、どれくらい食べるか悩ましいものに、鶏卵があります。

コレステロールは、食事から摂取するのは2割で、体内で作られるのが8割と言われています。食事による影響は相対的に少なく、コレステロールを多く含む卵を控えても意味がないという議論があります。

今わかっているエビデンスではどうなのかを見ていきましょう。

卵摂取がコレステロールを上げるかどうかということですが、わずかに上げるという研究があります(33)。

また、その結果として、心筋梗塞が増えるかどうかですが、2020年、医学誌「ブリティッシュ・メディカル・ジャーナル」に掲載された、ハーバード大学の健康な医療従事者を対象とした研究(複数の研究を統合したメタアナリシスの形式になっています)では、一日1個程度の摂取なら、心筋梗塞のリスクは上がらないという結果が出ていますす(34)。

日本人を対象とした研究では、心筋梗塞と卵を食べる頻度には関連がないという結果が出ていますが、「一日の量」には言及がありません(35)。

現時点では、健康な人には、卵の摂取量は大きな影響をもたらさないというメタアナリシスが多いですが、断定はできない状態です。

現時点での結論　コレステロールの体への影響

コレステロールに関して、エビデンスという観点から注意すべきことは、欧米のエビデンスをそのまま日本人に当てはめられない可能性が高いということです。また、個々人により、心筋梗塞や死亡のリスクは異なるので、値だけを見て一喜一憂してもいけないし、同じ値でも治療法が異なる場合があることを理解しましょう。

卵関連の研究でも、対象は欧米人が多く、アジアの研究ではそもそも卵の消費量が少なかったりするので「いくら卵を食べても問題ない」と考えるのはまだ危険であり、現時点では一日1個くらいにしておくのが無難でしょう。

また、卵では、コレステロールは黄身に含まれています。そこで、卵が好きで、一日1個では物足りない、もっと食べたいという人がいれば、白身を食べるぶんには問題ないでしょう。

いずれにしても、欧米では、悪玉コレステロールの危険性や治療の効果について、多くのエビデンスがありますが、日本人の信頼できるエビデンスがそれほど多くないのが実情です。今後、信頼できるエビデンスが増え、日本人の基準がより適正になっていくことが望まれます。

5 エビデンスが分かれる健康情報
味噌は血圧を上げるvs上げない

◆塩分の摂りすぎは胃がんや脳卒中のリスクになるが……

従来の日本人の食生活は、概して塩分が多く、胃がんになりやすいと言われていました。塩分は胃がんのリスク因子だからです。

また、日本人は高血圧の発症も多いと言われています。そこで、胃がんや高血圧予防のため、塩分摂取を減らすことが奨励されています。とくに東北地方や北陸地方では、保存食に大量の塩分を使用するので、胃がんや脳卒中の発生率が高かったのです。

ご飯と味噌汁、お漬物……これは日本の食卓の定番ですが、そのうち、味噌汁と漬物に塩分が多く含まれています。

厚生労働省によると、現在の日本人は、一日に約10ｇの塩分を平均して摂取していますが、目標値は一日８ｇで、目標に比べて多い現状があります。

塩分を多く含む食品の代表格として味噌汁がやり玉に挙げられ、栄養指導では、「味噌汁は一日１杯まで」と指導されたりします。味噌汁の塩分含有量は、一杯あたり１・２ｇ程度で、それだけで一日の目標値の15％に達してしまいます。

ところで、近年、味噌は血圧を上げないという説が主張されることがあります。また、味噌は大豆から作られた発酵食品で、大豆はイソフラボンという成分を含み、血圧上昇や発がんを防ぐ効果があると言われています。そのため、味噌も血圧上昇抑制効果があるのではないかと主張する人もいます。

味噌は血圧を上げるのか？　上げないのか？　いったい何が正しいのか、困ってしまう人も多いかもしれません。

「味噌　血圧」で検索すると、味噌を製造するメーカーのホームページがいくつもヒットし、「味噌は血圧を上げない」という主張が掲載されています。ただし、味噌メーカーというのは、味噌を売ることで利益を得る人たちなので、そういった背景があるものとして、その主張を鵜呑みにすることはできません。もちろん、だからといって、嘘を言っているとも限りませんが。

味噌が血圧を上げるかどうかは、「エビデンス」を集め、あらためて判断する必要があります。

◆「味噌は血圧を上げない」という動物実験

「味噌には血圧を上げない成分が入っているので、高血圧にならない可能性もある」とする論文があります(36)。

しかし、はたして「この成分が入っているから高血圧にはならない」と考えていいものでしょうか。「成分」が入っているからといって、その食品そのもので血圧が上がらないという証拠はありません。

同じく味噌は血圧を上げない、という動物実験の報告もあります(37)。高血圧を発症しやすくしたラットに味噌を投与して、血圧の上昇があるかどうかを確認したものです。

序章でもお話ししたように、「動物実験」というのは、信頼性が一番低いものです。動物で見られた結果と、同じ結果がヒトで見られるとは限りません。ラットは食事の内容もヒトとは異なりますし、高血圧を発症しやすく遺伝子操作をされている点でも、やはりヒトとはかなり条件が異なっています。

◆大豆発酵食品が高血圧や脳卒中を減らす可能性

では、ヒトではどうなのでしょうか。動物実験とヒトでの結果では、信頼性に天と地ほどの差があります（もちろん、ヒトを対象とした研究の結果も万能ではありませんが）。

味噌は日本特有の食品なので、味噌と血圧などの健康指標を調べる研究は、ほぼ日本で行われたものになります（「大豆食品」と対象を広げれば世界でも広く摂取されていますが）。前述のように、味噌メーカーの協力のもとに行われたものもあるので、そういった研究の場合、ある程度注意しなければなりません。

国立がん研究センター予防研究グループの研究では、正常血圧の男女（男性９２６名、女性３２３９名）に関して、５年間、大豆発酵食品（味噌、納豆、豆腐）の摂取と血圧の関係を調べたところ、大豆発酵食品の摂取量が多いほど高血圧の発症が少なかったという結果でした(38)。また、別の研究では、日本人では、味噌や醤油の摂取量が高血圧の発症と関連していないのでは、というものもあります(39)。

これも国立がん研究センター予防研究グループの研究ですが、大豆発酵食品が、がんや循環器系疾患（心筋梗塞など）、脳血管疾患を含む総死亡リスクを減らすのではないかという結果が出ています（40）。

現時点での結論 ⇨ 味噌と血圧の関係

日本食全般に言えることですが、欧米の、体にいいとされる地中海食などと比べると、圧倒的にエビデンスが少ないのが実情です。

日本独自の発酵食品に関しても、エビデンスの蓄積が望まれますが、塩分は味噌だけではなく醤油など、日本料理で広く使われているため、味噌の効果のみをヒトで正確に検証するのは、今後もかなり難しいことが予想されます。

一般の健康書などでは、味噌の効果をことさら強調するものもありますが、もう少し広く「大豆発酵食品」として、納豆や豆腐なども含んだ食品として捉えると、大豆発酵食品は、高血圧や脳卒中などを防ぐ可能性がある、と考えるのは妥当と言えます。ただし、「味噌汁は塩分が含まれているが、味噌だから大丈夫」と考えるのは、ややご都合主義の感があるでしょう。

現時点では、「塩分が高くても、味噌は大丈夫」と言えるほどの確かなエビデンスはないと考えられますので、味噌汁の飲みすぎにはやはり注意をしたほうがいいと考えます。

6

エビデンスが分かれる健康情報

赤身肉は体にいいvsがんになる

◆そもそも赤身肉（赤肉）とは？

「赤身肉はタンパク質がたくさん含まれ、体にいい」というイメージを持っている方がいるかもしれません。赤身肉を使ったダイエットも流行しました。

ところで、ここでみなさんがイメージする「赤身肉」とは、どういう肉でしょうか？

脂身の少ない赤身の部分ではないでしょうか？

最近よく「赤身肉は体にいい」「いいや、（大腸）がんのリスクになる」という議論が交わされることがありますが、議論を正確に理解するには、まずは「赤身肉とは何か」ということを正確に知っておきましょう。

では、「赤身肉」(red meat)というのは、正確にはどんな肉のことでしょうか?

よくある誤解は、焼き肉などで、霜降りではない肉を「赤身」と呼ぶことがあるので、そのような肉の部位のことだと思っている人も多いようですが、ここで言う「赤身肉」とは、そのような部位を指すわけではありません。

赤身肉とは、牛や豚、羊などの、調理前に赤みがかった獣肉のことを指します。鉄分を多く含むのが特徴です。

一方、白肉(white meat)とは、鶏肉やうさぎなど、白っぽい肉を指します。豚肉は、伝統的には白肉に分類されることもありましたが、栄養学上は赤身肉に分類されるようです。

◆「赤肉を食べすぎるとがんになる」は本当?

red meat は、日本語では、「赤身肉」とも「赤肉」とも訳されます。どちらが正しいというわけではないですが、以下では、誤解を避けるために、「赤肉」の言葉を使うことに

（図表6）IARC（国際がん研究機関）による
発がんリスク評価

	発がん性評価	具体例
1	発がん性がある	タバコ、アルコール飲料、加工肉、アスベストなど
2A	発がん性がおそらくある	体内時計を乱す交代勤務、赤肉など
2B	発がん性の可能性がある	鉛、ガソリンエンジンからの排気、無線周波電磁界など
3	発がん性を分類できない	カフェイン、コレステロール、茶、サッカリンなど
4	発がん性はおそらくない	カプロラクタム（合成繊維の原料）

します。

赤肉や加工肉（ソーセージ、ハム、ベーコンなど）を食べすぎるとがんになる、というニュースがときどき流れてきます。がんになると聞くと怖くなってしまいますよね。実際のところはどうなのでしょうか？

ＩＡＲＣ（国際がん研究機関）は、発がん性物質を5段階に分類しています。ＩＡＲＣとは、ＷＨＯの中の、がんに特化した専門的な機関です。これまでの研究の知見を結集、統合して、がんの原因特定や発がん抑制の研究を行っている機関です。

赤肉は、これまでの研究で、大腸がんなどに関して、おもに欧米で、リスクの上昇が指摘されてきました(41)。

ただし、これまでの研究では、赤肉を食べると発がんリスクは上昇するが、その上昇は1・2程度という研究結果もあり、それほど顕著ではないとしています。そのためIARCは、赤肉に関しては、がんのリスクを「グループ2A」に位置づけています（ちなみに加工肉はよりリスクが高い「グループ1」です）(42)。

◆それは日本人にも当てはまるのか

日本人においても、赤肉での大腸がんリスクは示唆されています(43)。国立がん研究センター予防研究グループが行った、いくつかの研究を統合した解析では、男性では、牛肉の摂取が多いグループで、少ないグループの1・3倍強くらい結腸がんのリスクが高く、女性では、牛肉の摂取が多いグループは、少ないグループと比較して1・2倍の結腸がんリスクと結論づけられています。

また、女性では、加工肉のリスクや、豚肉を週3回以上食べる人での上昇も示唆されています。しかし、この研究では、「具体的にどれくらいの量を食べればいいのか」に関しては結果が出ていません。

リスクを考えるときは、「発がんするかどうか」に関してだけではなく、「実際に、どの程度リスクが上昇するか」を考える必要があります。

世界がん研究基金（WCRF）と米国がん研究協会（AICR）は、その報告書で、赤肉は調理後の重量で週500g以内、加工肉はできるだけ控えるように、と勧告しています(44)。

しかし、欧米に比べて、日本人は赤肉や加工肉の消費は少なく、世界でも肉を食べないほうの国です。2013年の国民健康・栄養調査によると、日本人の赤肉・加工肉の摂取量は一日あたり63g（うち、赤肉は50g、加工肉は13g）で、多くの日本人が週500gを下回っています。食べすぎなければそれほどリスクを気にしなくてもいいかもしれません。

◆赤肉ダイエットには注意

ダイエット目的で、赤肉をたくさん食べることを勧める本やネット記事などがあります。日本人は赤肉の消費量が少ないので、それほど心配いらないとはいえ、たくさん食べると発がんの可能性もありますし、また、心臓病のリスクにもなることがわかっています。ほどほどな量にとどめておくのがいいでしょう。

現時点での結論 赤身肉は健康にいいか

赤肉が、がんのリスクになることは、欧米での多くの研究でエビデンスが示されており、信頼性は高いと言えます。

しかし、前述のように、日本人においては、赤肉や加工肉の摂取量が欧米と比べると少ないので、それほど大きなリスクとは言えません。食べすぎなければ、大きな問題にはならないと言えます。

しかし、毎日のように大量に食べている人は、週500g以下に抑えるようにしたほうがいいでしょう。

また、日本人で一生のうちに大腸がんになるのは12人に1人ですが、「がんのリスクが1・2倍程度上がる」とするとき、生涯で大腸がんになる確率が12人のうち1・2人になる程度です（そもそも、12人に1人というのは、赤肉だけでなく、あらゆるリスクの人を含んだ計算であり、ざっくりした数字だと思ってください）。この数字を見ると、「それほど変わらない」と思う人もいるのではないでしょうか。

また、その一方で、「赤肉はまったく健康に問題がない」という論文に関しては、エビデンスの信頼性は低いと言えるでしょう。

逆に、発がんや心臓病が怖いからまったく食べない、という選択をすると、人によってはビタミンやタンパク質が欠乏してしまう可能性もあるので、「ゼロか百か」という極端な選択に走ることなく、バランスのよい食生活をしたほうがいいでしょう。

7

エビデンスが分かれる健康情報

アルコールは少量なら健康にいい vs 少量でも健康に悪い

◆「フランス人は赤ワインを飲んでいるから心筋梗塞が少ない」は本当か

アルコールは、少量なら体にいい、とも言われてきました。有名なのが「フレンチ・パラドックス」です。

フランス人は、肉やチーズなどの動物性脂肪を多く摂取するにもかかわらず、ヨーロッパの他の国に比べると、心筋梗塞や脳梗塞などの血管疾患で死亡する人が少ないというデータが出たことで、この矛盾（パラドックス）に対してさまざまな考察がなされました。

フランスのルノー博士は、1992年に「ランセット」で、フランスでは動物性脂肪の摂取が多くても心疾患が少ないのは、ワインの消費量と関連がある可能性を指摘しました(45)。それによって「赤ワインは体にいい」と信じられるようになり、赤ワインブームが起こりました。

事実、コップ2杯程度の少量飲酒では、心臓病や脳梗塞になりにくいという研究があります(46)。

◆赤ワインの健康効果については相反する研究結果が……

ワインに含まれる成分で、抗酸化物質であるポリフェノールが注目を集めています。ポリフェノールの中でも、レスベラトロールという種類のものに、発がん抑制作用や、糖尿病を予防する作用があるのではないかと考えられてきました。

レスベラトロールは、作用機序の面から、糖尿病やがん、高血圧、認知症などの幅広い病気に効果があるのではないかと期待され、動物実験では、糖尿病への有効性が示唆されています(47)。

レスベラトロールサプリメントのヒトへの投与も試されてはいますが、本当にヒトで糖尿病などに有効性があるのかはまだはっきりしません(48)。

また、これまでの研究では、赤ワインには血圧低下効果があるという研究と、ないという研究があり、相反する結果も出ています(49、50)。

巷《ちまた》では、「レスベラトロール」「ポリフェノール」の効果をうたった健康法や食品がありますが、試験管や動物実験の結果を強調したものが多いのが実情です。

◆飲酒とがんのリスクの関係

ＷＨＯは、飲酒は口腔《こうくう》や咽頭《いんとう》、食道、肝臓、大腸などで発がん性があると評価しています。ＩＡＲＣでは「グループ１」に分類されます。

日本で２００５年に発表された、７万３０００人の男女を対象とし、約10年追跡したコホート研究では、男性のがんに関して、大量の飲酒がリスクになることが指摘されました。

この研究によると、1日3合以上飲む人は、1・61倍のリスクがあるという結果が出ています。また、この研究では、「ときどき飲む」という人のリスクがもっとも低く、「飲まない」が1・1倍のリスク、「一日1合未満」「一日1－2合」は1・2倍弱のリスクとなっています。これが「一日2－3合飲む人」になると、1・43倍のリスクとなり、やや高くなります。

この研究をみると、飲酒は「少量であれば大きく問題はない」とも言えるかもしれません。女性に関しては、当時の研究では飲酒率が少なく、はっきりした結果が出ていません(51)。

しかし、日本で行われた別の研究では、男女ともに大量の飲酒は大腸がん・肝がんのリスクになることを示しています(52、53)。これらの研究でも、週に1回程度の飲酒や、少量の飲酒ではそれほど大きなリスクの上昇はなかったことが示されています。

◆女性は少量の飲酒でも乳がんのリスクになる可能性

一方、欧米では、女性は少量の飲酒でもリスクになることが示されています。2002年に発表された、アルコールとタバコの乳がん発症との関連を、53の研究を統合し、

5万8000人以上に対して調べた研究では、一日のアルコール摂取が10ｇ（純アルコール換算。10ｇはワイングラス1杯弱程度）増えるごとに、7・1％乳がんの発症率が高まるという結果が出ています(54)。しかし、日本人女性を対象とした研究では、週150ｇ以上の飲酒者では乳がんリスクの上昇を認めていますが、ときどきの飲酒や、150ｇ未満の飲酒では、はっきりしたリスクの上昇はみられませんでした(55)。

◆健康にいい飲酒量は「ゼロ」という研究も

2018年に、「ランセット」に出た論文では、「少量飲酒は、心臓病や糖尿病を減らすが、がんや交通事故などのリスクを上げ、つまるところ、健康にいい飲酒量はゼロである」という結論が示されています(56)。

195カ国に関して、1990年から2016年にかけて調査を行った大規模な研究ですが、メリットよりもデメリットが大きいと結論づけています。

◆赤ワインを含む「地中海食」の健康効果はエビデンスあり

「赤ワイン」単独で健康によいというデータが乏しい中で、いわゆる「地中海食」が健康によいとするデータは多く蓄積しています。

そもそも「地中海食」とは、何を指すのでしょうか？

地中海食とは、イタリアやギリシャなど、地中海沿岸の人々が食べている伝統料理を指し、赤ワインも含まれています。具体的には、赤ワインのほか、オリーブオイル、ナッツ、豆類、豊富な魚介類、果物や野菜を多く摂っているのが特徴です。

「地中海食」を摂っている人は、心筋梗塞などの心臓病や、脳梗塞、がんなどのリスクが、それ以外の食事パターンの人に比べて低いことが知られています。2018年に行われた大規模なメタアナリシスの研究でもそれは示されており(57)、スペインで、心臓病などのリスクが高い人を対象として、食事によって予防できるかを検証した研究でも、予防効果があると示されています(58)。

赤ワイン単独での健康への効果ははっきりしないものの、肉よりも魚を食べ、果物や野菜をよく摂取することは、さまざまな病気を防ぎ、健康を保つためにはいいことだと思われます。また、地中海食では、パンも、白いパンではなく、全粒粉などの茶色いパンを食べることが多いのも、健康に資していると考えられます。

現時点での結論　アルコールの健康効果

「ワインを飲むから、フランス人は心筋梗塞が少ない」といったフレンチ・パラドックスは、ワインやポリフェノールといった、単独の食品・成分に関するエビデンスとしては不十分です。

「ワインにはこの成分があるから体にいい」と、ただちに思い込むのも早計というものでしょう。

体に効くメカニズムが試験管内や動物の研究で示されているからといって、ヒトにも効果があるとは言えないのは、これまでお話ししてきた通りです。

少量の飲酒は、心臓病や糖尿病など一部の病気に関しては、減らす効果があるかもしれませんが、とくに女性では、少量の飲酒でもがんなどのリスクを高めるという研究結果もありますので注意が必要です。

「もっとも健康にいい飲酒量はゼロ」という研究もありますが、広く世界各国が含まれたデータであり、交通事故や感染症、メンタル疾患などのアルコールによる被害状況は、背景となる文化によっても異なる可能性があります。そう考えると、日常生活に悪い影響のない範囲の飲酒量では、一概に「少量でもやめるべきだ」とは言えない面もありそうです。

一方、ワインを含む地中海食は、欧米で「健康にいい食事」として、非常に多くのエビデンスがあり、健康な食生活として推奨されています。

8

エビデンスが分かれる健康情報

低線量の放射線でもがんになる vs がんにならない

◆じつは、誰もが日常的に微量の被ばくをしている

エビデンスが分かれており、専門家の中でも意見の違いのある健康情報のひとつに、放射線の低線量被ばくの問題があります。

２０１１年3月11日の津波の影響で原子炉の爆発が起こった福島第一原発でも、放射線被ばくが問題になりました。原子力発電所に近い場所を除くと、当時、誰もが当事者意識

(図表7) 放射線量と人体への影響

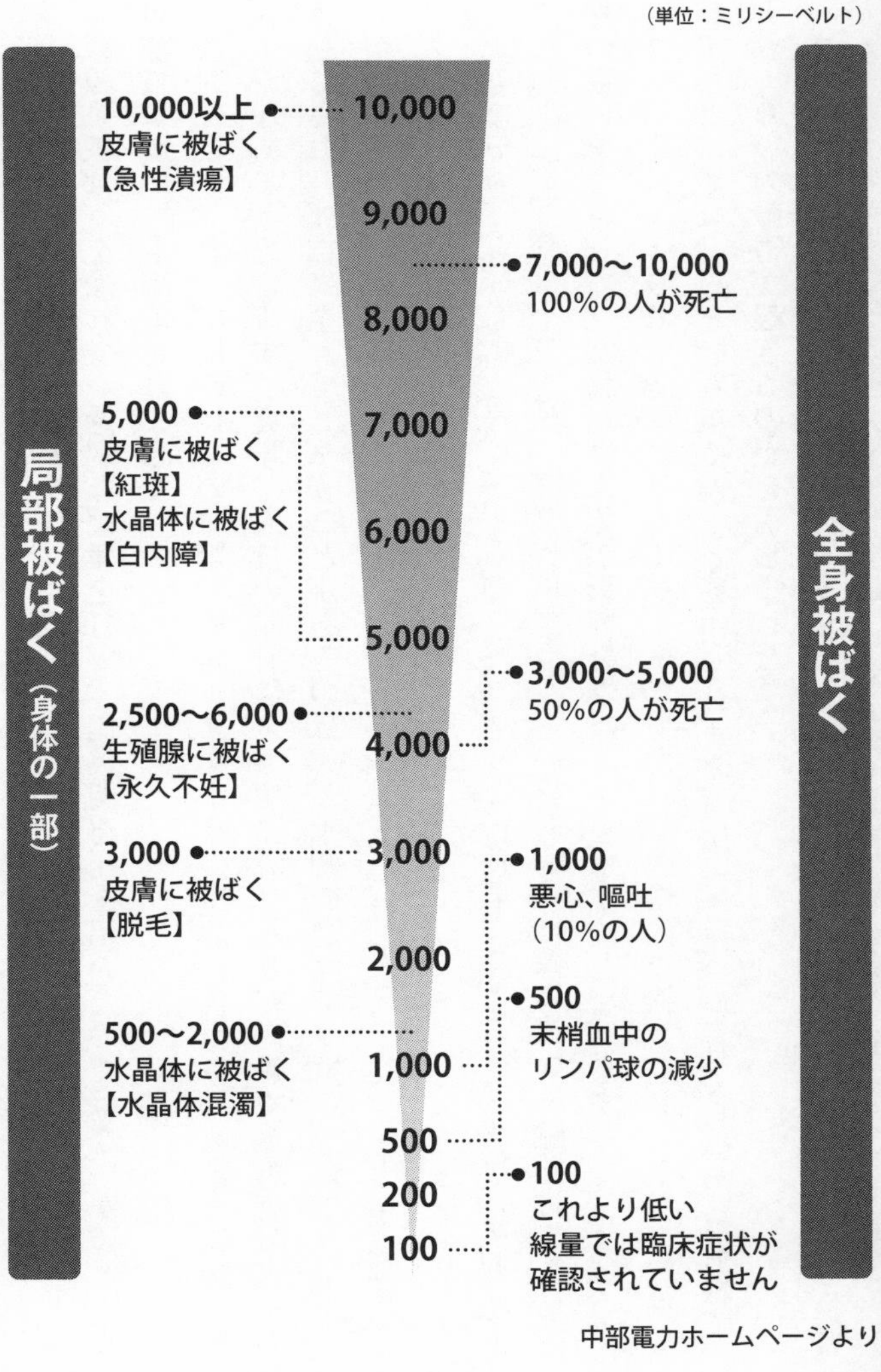

中部電力ホームページより

を持ったのは低線量被ばくについてでした。

低線量被ばくを恐れて、過剰な避難を行い、震災関連死を招いたのではないか、という可能性についても議論されました。

放射線というと、広島や長崎の原爆、チェルノブイリの事故に代表されるように怖いイメージがあると思います。実際、大量の放射線を一度に浴びると、一瞬で重篤な障害が引き起こされ、死亡に至ってしまうことがあるのは、ご承知の通りです。

浴びる放射線の単位は、Gy（グレイ・吸収線量）あるいはSv（シーベルト・実効線量）で表されます。

放射線の当たった物質が、どれだけエネルギーを吸収したかを示す単位が吸収線量（Gy）で、実効線量（Sv）は、吸収線量をもとに、放射線の種類の違いや臓器による感受性の違いを考慮して、どれだけ人体が影響を受けるかを示す値となります。

また、1Sv＝1000mSv（ミリシーベルト）であり、医学的な検査（レントゲン写真やCTなど）では、mSvという単位がよく使用されます。図表7に、どれくらいの放射線で、どれくらいの障害が起きるのかを示しました。

また、ニュースなどでよく聞く「ベクレル（Bq）」という単位は、「放射能」（ある物質

（図表 8）日常的な被ばく量

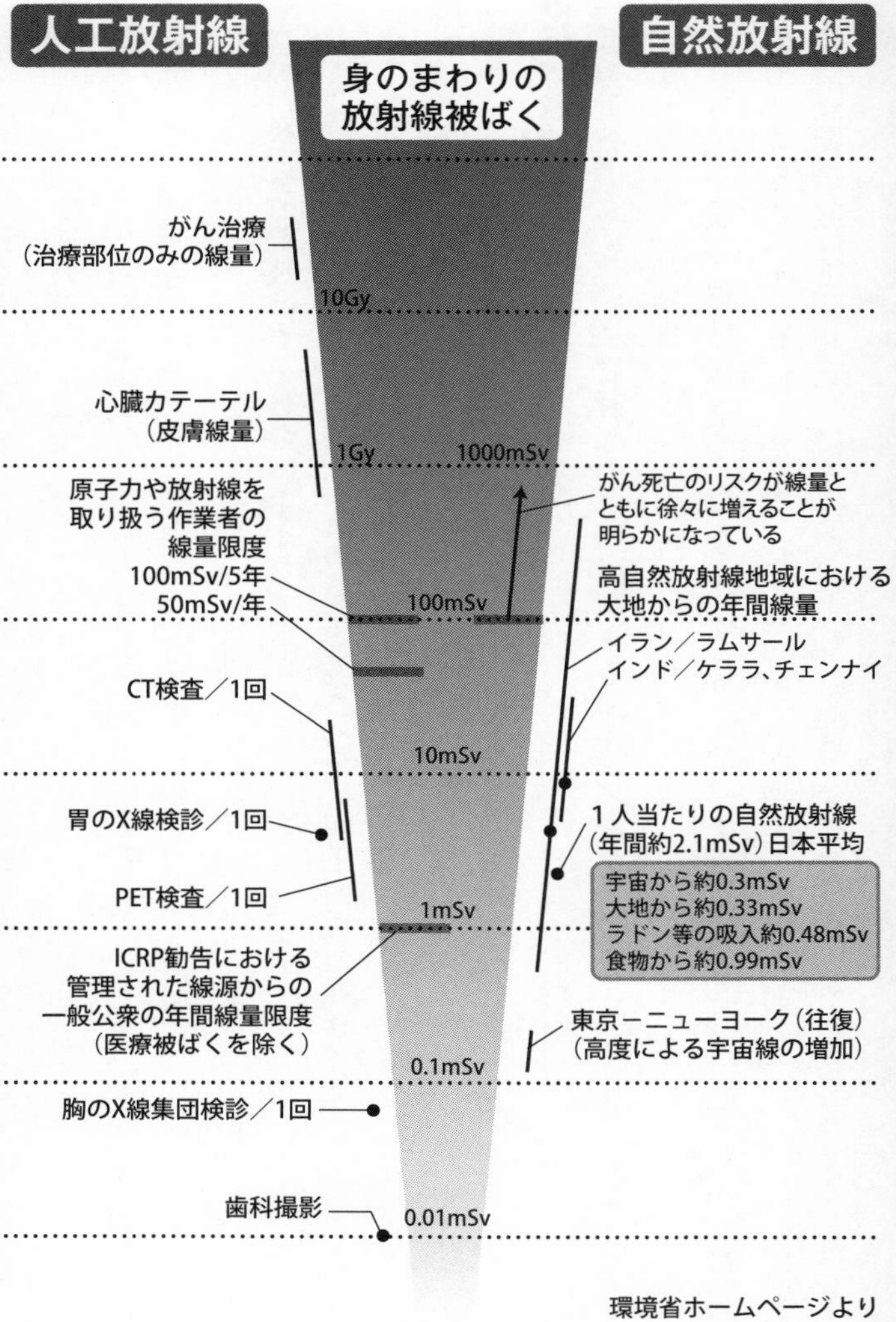

人工放射線
自然放射線
身のまわりの放射線被ばく
がん治療（治療部位のみの線量）
10Gy
心臓カテーテル（皮膚線量）
1Gy
1000mSv
原子力や放射線を取り扱う作業者の線量限度
100mSv/5年
50mSv/年
がん死亡のリスクが線量とともに徐々に増えることが明らかになっている
高自然放射線地域における大地からの年間線量
100mSv
イラン／ラムサール
インド／ケララ、チェンナイ
CT検査／1回
10mSv
胃のX線検診／1回
1人当たりの自然放射線（年間約2.1mSv）日本平均
宇宙から約0.3mSv
大地から約0.33mSv
ラドン等の吸入約0.48mSv
食物から約0.99mSv
PET検査／1回
1mSv
ICRP勧告における管理された線源からの一般公衆の年間線量限度（医療被ばくを除く）
東京－ニューヨーク（往復）（高度による宇宙線の増加）
0.1mSv
胸のX線集団検診／1回
歯科撮影
0.01mSv

環境省ホームページより

が放射線を出す能力）のことです。

放射線というのは、自然界にも存在します。じつは、わたしたちは普段から、宇宙からの放射線により微量の被ばくをしている、というと驚かれる方もいるのではないでしょうか？

図表8をみてください。私たちは、1年間で、世界平均2・4㎜Sv（日本の平均は2・1㎜Sv）の自然放射線被ばくをしています。

2・4㎜Svがどんな量かというと、胸のレントゲン写真が1回あたり0・05㎜Sv程度、胸部のCTが5－10㎜Sv程度なので、1回分のレントゲン写真よりは多く、CTよりも少ない量です。

◆低線量放射線でもがんになる？

低線量被ばくは、原子放射線の影響に関する国連科学委員会（UNSCEAR）によると、100㎜Sv未満の被ばくと定義されています。

100㎜Sv未満の被ばくでがんになるかどうかは、まだ証明されていません。ただ、100㎜Svを超えると、被ばく線量に比例してがんが増えることがわかっており、国際放射線防護委員会（ICRP）によると、100㎜Sv増えるごとに、がんの生涯リスクは0・

(図表9) 人体への確定的影響と確率的影響

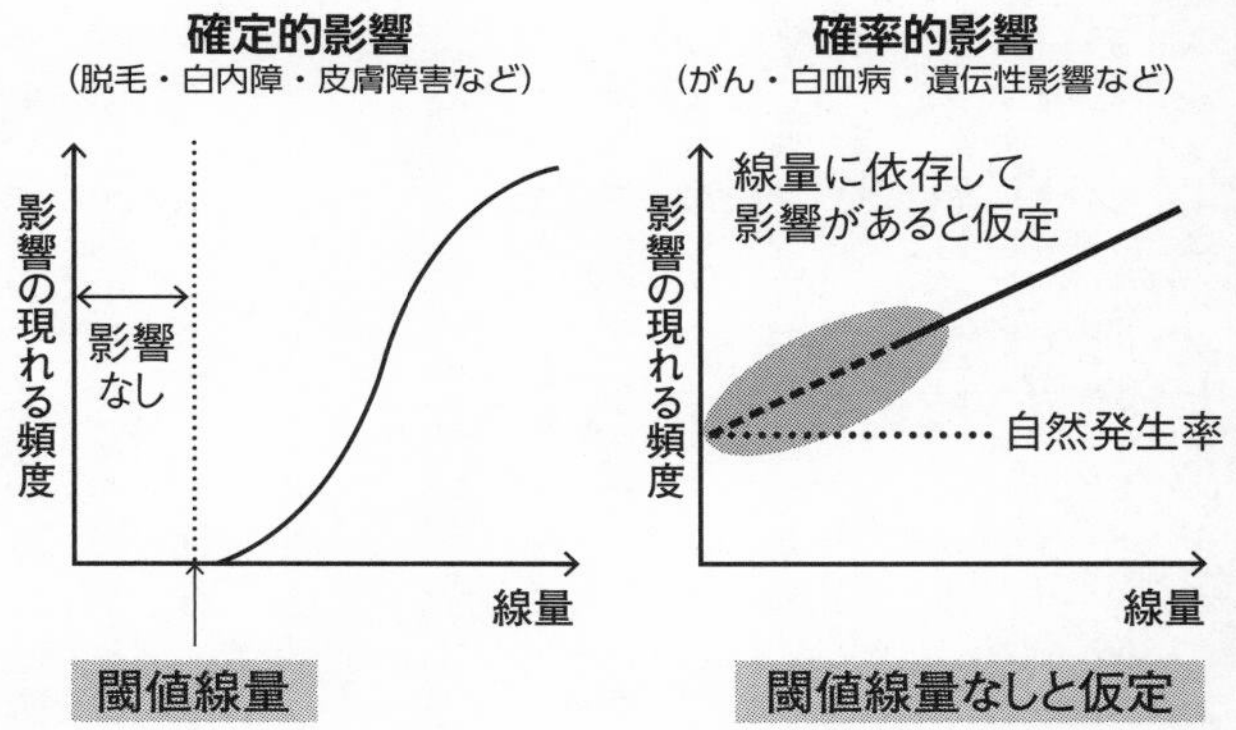

５％程度増えるとされており(59)、受動喫煙と同程度のリスクと考えられています。

放射線による障害は二つに分けられて、「ある値(閾《いき》値《ち》)まではまったく影響がないけれど、ある値に達すると害が出る」というものと、「ある値」がなく、被ばく量に応じてリスクが上昇し続けるというものがあります。前者を「確定的影響」、後者を「確率的影響」と言います。

発がんは、「確率的影響」に分類されています。これは、「１００mSv未満でも、比例して頻度が増加するのではないか」という仮説にもとづいたもので、ＬＮＴ仮説と名づけられています。

この仮説は、ノーベル賞をのちに受賞したミュラーという人が行ったショウジョウバエの実験をもとに作られた理論で、のちにアメリカ科学アカデミーが採用し、エビデンスに疑問を持つ専門家は多いながらも、現在も広く支持され、放射線を防御する上での考え方の基本になっています。

一方、閾値があるとされる「確定的影響」には、不妊や奇形、白内障、急性障害などが挙げられます。

◆「福島で小児の甲状腺がんが増えた」は本当か

２０１６年に「Epidemiology」という疫学誌で、原子力事故後、福島で小児の甲状腺がんが増えているのではないかという岡山大学の研究論文が発表され、話題および賛否を呼びました(60)。

チェルノブイリでは、被ばく後に多くの子どもたちが甲状腺がんを発症したことが知られています。

福島の被ばく量は、チェルノブイリよりもかなり少ないと推定されていますが、被ばくをした18歳以下の子どもたちに、甲状腺にがんをはじめとした病気ができていないかを判断するため、定期的に超音波検査を行ったところ（病気を見つけるために検査を行うことをスクリーニングと言います）、外部の地域の以前のデータの30倍の頻度でがんが発見されたというものでした。

30倍というとびっくりするかもしれませんが、このデータには、いろいろと偏りがありました。

じつは、もともと甲状腺がんは、とくに悪性度が低くて小さいものが、甲状腺の良性の病気の検査をするときに偶然発見されることも多く、小さいものに関しては、手術をしないで経過観察をしても進行しないものが多い、というデータもあります(61)。

実際、アメリカの予防医学専門委員会も、おもに成人に関しては、一般にスクリーニング検査を勧めていません(62)。小さいまま、進行しないがんも多く、みつけてしまうと、不必要な手術を受けることにもなってしまうからです（これを過剰診断と言います）。

つまり、わたしたちは、もともとある一定の割合で、自分たちも知らないまま、小さな悪性度の低い甲状腺がんを持って生活している可能性があるのです。

大人も子どもも、普通に生活していると、甲状腺のスクリーニング検査などは受けないので、がんがあるかどうかはわかりません。被ばくをしていない普通の子どもがどの程度がんを持っているのかは、よくわからないのです。

従来のデータというのは、スクリーニングではなくて、ある程度大きくなり、症状が出て治療をした人に対するものなので、もともと比較できないものでした。そのため、この論文をもって、甲状腺がんが増えたということは結論づけられませんでした。

◆少量の放射線はむしろ体によい、という説

放射線被ばくでがんになるリスクが懸念される一方で、「放射線ホルミシス効果」という言葉があるのをご存知でしょうか?

これは、毒物学に由来する言葉で、「大量の放射線は体に毒だが、少量の放射線はむしろ体によい」というものです。

これまで、動物実験が何度もなされてきて、低線量放射線で、動物の寿命延長やがんの進行を抑制するという研究結果もあります(63、64)。また、疫学調査でも、低線量被ばくをした人の寿命が長かったり、発がんが少なかったりするデータがあります(63、64)。

しかし、これらの研究も、さまざまな偏りがあり、信頼に足るデータとは言えない状態です。

現時点での結論 ⇨ **低線量放射線とがんの関係**

放射線の研究の難しいところは、ヒトに対する、介入を含めた前向きな研究が非常に難しいことです。

倫理上、ヒトに意図的に放射線を浴びせるわけにはいきません。

そのため、低線量の放射線の発がん性に関しては、エビデンスのはっきりしたものではなく、今後も曖昧なままである可能性があります。

しかし、「できるだけ被ばくはしないこと」という原則は、検査による医療被ばくを含め、守っていく必要があるでしょう。

「放射線ホルミシス効果」をうたった「ラドン」などの商品がときとして宣伝されていますが、ホルミシス効果にも確かなエビデンスはありません。

◆現場の医師は「エビデンス」をどう捉えているのか

ここまで、世の中に広まっているエビデンスの分かれる健康情報について、現時点で言えることをお伝えしてきました。

本章の最後に、医療現場での「エビデンスの使われ方」について述べさせてください。

EBM(Evidence Based Medicine)の、医師による具体的な実践方法として、一般的には、5つのステップがあると言われています。EBMというのは、ただ文献を調べたり、その治療法の良し悪しを吟味したりするだけのものではありません。

・ステップ1 疑問の明確化・定式化

一人の患者さんを診ていて、ひとつの疑問が浮かんだとします。たとえば、その病気を治療する際に定番の薬を処方しているのだが、それがなかなか効かない。他の類似の薬を使った場合、どうなのだろう?　というような疑問です。

そんなとき、先輩医師が「自分の患者さんたちに使ったら効いたよ」と他の薬を勧めてくれたとします。

しかし、そんな場合でも、すぐに薬を変えるわけにもいきません。薬を変えるには、もっときちんとした根拠が必要です。こういうときに、エビデンスを調べて、その薬がその患者さんにどれくらい効きそうかを評価をしておく必要があります。

そこで、エビデンス（今まで出ている論文）を調べるわけですが、その際に、この疑問を、次のように整理します。

それまでその患者さんが飲んでいた薬をＡ、新しく使おうと思っている薬をＢとし、その患者さんが治療している病気をＣ病とすると、

・Ｃ病の人に
・Ｂ薬を投与した場合
・Ａ薬と比べて
・症状や検査結果が改善するか

というような形に、疑問点を整理するのです。

つまり、どんな人に、どんな治療や検査をしたら、他の治療や検査をした場合と比べ

て、どんな結果になるのか、というまとめ方です。

・ステップ2　情報収集

疑問が整理できたら、エビデンスの収集に入ります。エビデンスは、一般的には医学専用のデータベースを使ってインターネットで探します。直接論文を探すこともあれば、すでに専門家によって評価され、選ばれた情報を掲載するサイトを使って探すこともあります。

・ステップ3　情報を批判的に吟味する

ここは、この本のテーマの中でも非常に重要になってくるものですが、出てきたエビデンスを精査します。探したテーマによって、たくさんの結果が出てくる場合もあれば、ある程度絞られた数の結果が出てくる場合もあります。

ここで出てきた結果を、「この論文の研究は、きちんとした計画で行われたものなのか」「研究デザインや結果の偏りはどれくらいありそうか」「つまるところ、どれくらい信頼できる研究なのか」と精査します。前にご紹介したエビデンスレベルやエビデンスのピラミッドの考え方も、ここで役に立ちます。

つまり、この段階で「出てきた玉石混交のエビデンス」がどれくらい信頼できるのかをふるい分けるのです。

・ステップ４　情報を、個別の患者さんに適用する

出てきた情報をもとに、「B薬は、C病の人に、A薬に比べて効果がありそうだ」という結論にいたった場合でも、目の前の患者さんの薬をすぐにでも変えればいいかと言うと、そうではありません。患者さんには、それぞれ個別の条件や事情があります。

薬を変えたいという希望がないかもしれないし、他の病気があって、B薬の副作用が出やすい状態かもしれません。また、A薬が一日1回飲めばいいのに比べて、B薬が一日2回で、飲むのが負担になってしまうこともあります。それぞれ個別の事情を考えて診断や治療をしなければなりません。

・ステップ５　振り返り

最後に、これまでお話しした1から4のステップを振り返って、エビデンスを調べて応

用する過程で、より改善できるところはないか、次回はどこを改善できるのかを考えます。

ここまで、臨床の現場でのエビデンスの使い方を書かせていただきました。医師たちは臨床の現場で、こういった「情報の評価」を日常的にやっています。

そして、ある論文が出て、新しいエビデンスが示されると（たとえば、○○が△△病に効果があることが新たにわかった、など）、まずはそれがどれくらい信頼性のありそうなものか、立ち止まって検討します。そして、その信頼性に応じて、自分の診療に取り入れていきます。

ただし、「○○の△△への効果が実証された」と、テレビや新聞で報道されただけでは、医師はすぐには信用しません。テレビや新聞の報道は、センセーショナルに切り取っていたり、動物実験の段階で報道したりしているケースもあるからです。

現場の医師は、どんなにセンセーショナルな報道がなされても、「まずは疑う」という姿勢から入るのが一般的です。

◆エビデンスと「個別性」の問題

これまでお話ししたように、「エビデンス」は玉石混交で、「ある人が薬を飲んだらこうなった（効いた、あるいは効かなかった）」というのも、信頼性は低い（エビデンスレベル5の「症例報告」に相当しましたね）ですが、ひとつのエビデンスです。

一方、「信頼できるエビデンスがある」というのは、一般的には「ある程度の人数をグループにして検証して、統計的に証明できた」ということを示しています。

しかし、現在、遺伝子の解析などで、個人の持つ多様性がだんだん明らかになってきて、「同じ病気の人々」と考えられていた集団でも、個々人はそれぞれ異質な特徴を持つことがわかってきました。

そのことによって、「この薬はあの人には効くけれど、この人には効かない」というような状態も出てくることがわかったのです。遺伝子の解析が進むにつれて、エビデンスでひとくくりにできない状況も増えてきつつあるわけです。

前項でお話しした、臨床現場でのエビデンスの使われ方のステップ4に、「エビデンスを適用するときには、個人の状態、状況も考える必要がある」ことをお伝えしましたが、社会的状況も千差万別なら、生物学的にも個々人で多様性があるものです。

そのため、現在では「アジア人でA病を発症していて、Bという遺伝子変異がある人」のような、以前よりも「狭いグループ」を対象として細かく研究されるケースも増えてきています。しかも、遺伝子にはまだ働きのわかっていないものもあるので、「統計的に結果を出す」ことが不可能なケースも今後多くなるでしょう。

「この薬は7割の人に効いた」という報道をみたとき、「自分には効くかもしれないし、まったく効かないかもしれない」「あの人には効いても、わたしには効かないかもしれない」ということがある。その視点を持っておくことがより重要になってくるでしょう。

◆AI、ビッグデータでエビデンスはどう変わっていく？

ここまで「医学では、証拠の積み重ねがあるだけで、唯一無二の真実などない」「科学は必ずアップデートされて、現在真実と思われていることの一部は、未来には似非《えせ》医学となっているかもしれない」ということをお話ししてきました。

では、「エビデンス」の考え方も「今後変わっていくのではないか？」と思われる人もいるのではないでしょうか。

その疑問は非常に的を射ていて、「エビデンスのピラミッド」も、現代の医学や、将来的に出てくるデータや研究結果のすべてを整理し、説明するものではないのです。

たとえば、今後、マイナンバーによって、個人の健康情報もデータ化され、集められたビッグデータを解析することで、さまざまなことを知ることができ、予防や治療に活かせる可能性があります。

しかし、そうした巨大なデータは、従来のエビデンスのピラミッドやレベルの中で、まだうまく位置づけられていません。人工知能による解析も、どのように位置づけられるのか、今後の課題と言えます。

エビデンスのピラミッドや、エビデンスレベルなどの考え方は、今後も修正が行われ、新たなものに生まれ変わっていくか、新しい考え方に置き換わっていくことでしょう。

また、現状でも、エビデンスピラミッドの序列は絶対ではなく、個々の研究の目的や条件によって信頼度は変わり、前向き研究よりも信頼できる後ろ向き研究もありますし、あくまでも、現状のエビデンスレベルやエビデンスピラミッドは、ひとつの目安と考えることが重要です。

さらに、前述した「個別性」も、エビデンスの考え方を修正していくひとつの要因になるでしょう。

第4章

あやしい健康常識はこうして生まれる

＊エビデンスに乏しい情報にはパターンがある

◆テレビやインターネットにあふれるエビデンスに乏しい情報

かつては、インターネットのみならず、テレビや新聞でも、エビデンスに乏しい情報があふれていました。「ふくらはぎを揉《も》むとがんが治る」「子宮を温めると妊娠できる」「朝起きたら一杯の水を飲むのが健康にいい」など、発信される不確かな情報にはきりがありませんでした。

最近では、新型コロナウイルス感染症関連の情報で、テレビで陰謀論が語られたり、ネットでも「新型コロナウイルス予防に花崗岩」などの不確かな情報が流れたりしました。

しかし、昔と比べると、何かあると視聴者からのクレームが入りやすく、ネットのSNS上でも「炎上」という現象が起きるようになってきており、テレビや大手新聞が、エビデンスに乏しい情報を番組で紹介したり、記事として掲載したりすることはできづらい環境になってきています。

今回の新型コロナウイルス感染症でも、公共放送などのテレビや大手新聞が「新型コロナウイルス感染症の予防に○○が効く！」のような、明らかな誤情報を発信することはなく、番組や記事で、ネット上のデマを取り上げて、「気をつけましょう」と注意喚起をしていました。

◆「エビデンスのある」情報にも注意

一方で、普段テレビや新聞で取り上げられている情報の判断が、より難しくなってしまった面もあります。

それは、エビデンスのある情報が取り上げられることが増えてきたことで、視聴者が「そのエビデンスはどれくらい信頼できる？」と、考えなければならなくなったからです。

最近では、新聞やテレビのニュースで取り上げられることは、たいてい何らかの研究成果にもとづいており、バラエティ色の強いワイドショーでも、「最新の研究ではこう言われている」などと根拠を示すことが増えてきました。

一般の方からすると、研究にもいろいろあることを知りませんから、「研究にもとづく」エビデンスを出されるとつい信用してしまいますが、この本を読んでこられた読者のみなさんには、「エビデンスは玉石混交」であるということをおわかりいただいていると思います。「研究にもとづいた」「最新のエビデンス」と言っても、イコール信頼性が高いとは限らないのです。

◆知識で人の考えは変えられない？

では、科学的・医学的な正解がわかれば、人はみなそれに従って動くのでしょうか？

たしかに、そういう部分もあります。太っていると、高血圧や糖尿病などの生活習慣病になりやすく、心筋梗塞や脳卒中のリスクも上がる、という話を聞けば、食事に気をつける人や運動をする人は増え、「やせなくちゃ」と言う人は多くなり（やせることが医学的にいい場合ばかりでもありませんし、「やせる」程度にもよるので、必ずしもいい傾向とは言えませんが）、昔に比べると健康への意識は高まりました。「喫煙は肺がんになるリスクが高い」ことがさかんに報じられれば、禁煙する人が増えます。

こう考えると、人の行動を変えるのに、「知識」や「常識」は、かなり大きな役割を果たしていると言えるでしょう。

しかし、ときに、人はわらをもつかむ気持ちで、あるいは「こうだったらいいな」という願望のもとに、不確かな情報に動かされてしまいます。

知識が大きな役割を果たすようになった現代の生活において、どうして知識が人の行動を変えられないのか不思議に思うこともあるかもしれませんが、人類の長い歴史を考えれば、現代が知識にもとづいて合理的な判断をするという意味で、むしろ例外的な時代なのかもしれません。

ターリ・シャーロットというロンドン大学の心理学者の書いた、『事実はなぜ人の意見を変えられないのか』（白揚社）という本があります。その中で、シャーロットは「事実やデータは人の意見を変えるのに十分ではない」といっています。「人間は、情報に対して公平な対応をするようには作られていない。数字や統計は真実を明らかにするうえで必要な素晴らしい道具だが、人の信念を変えるには不十分だし、行動を促す力はほぼ皆無といっていい」（同書より）

正確な情報は、人間の論理的な部分に訴えかけますが、「あやしい情報」は、感情を含めた、人間の全体に訴えかけるのだと同書は述べています。

人は、感情に訴えかける情報に動かされてしまいがちなのです。

◆エビデンスの不確かな情報にだまされる心理

普段であれば、冷静に判断できている人でも、あやしい情報に飛びついてしまうことがあります。

エビデンスとはそもそもランクがあるものと理解したあとでも、不意にエビデンスの不確かな情報が飛び込んできた際に、コロッとだまされてしまうこともあります。

それはどんなときでしょうか？

何よりまず、不安であったり気が動転していたりするとき、人は冷静な判断ができにくくなります。

毎日、新型コロナウイルス感染症の不安がワイドショーであおられていた一時期、まだ国内で感染が広がっているエビデンスがまったくなかったときでも、「わたしもコロナに感染しているのではないか」と心配になった人もいるでしょう。

振り込め詐欺などは、そういった心理を突いた犯罪です。いつもは正常な判断力を持っている人でも、自分の子どもが事故を起こした、誰かから損害賠償を請求されている、などと電話口で聞くと、冷静ではいられなくなるものでしょう。

病気でも同じです。「がん」と聞くと、頭が真っ白になってしまう方もたくさんいらっしゃいます。そういうときに、「にんじんジュースを飲むとがんが治る」というメッセージが飛び込んでくれば、冷静に考えることなく受け入れてしまい、翌朝にはにんじんを買いに走っているかもしれません。

治療可能な段階のがんだったはずなのに、標準治療を拒否し、民間療法に走ってしまったために救命できなくなってしまうケースもあります。エビデンスがまったくない治療法なのに、高額を注ぎ込んでしまうこともあります。

不安なときこそ、立ち止まって、ひと呼吸置き、冷静になることが必要です。また、一人で抱え込まずに、周囲の意見を聞くことです。

◆確証バイアス～人は信じたいものだけを信じる

人はもともと、信じたいものだけを信じる傾向があります。ある信念を信じると、それを補強するような証拠ばかりを集めてしまいます。

自分の考えを支持する情報を集め、相反する情報は、無視してしまう。これを「確証バイアス」と言います。

これは、情報を受け取る一般の人々だけではなく、医療の専門家や、研究者でも起こりうる心理的な偏りです。

第１章の「エビデンスピラミッド」のところで、もっとも信頼できる「ランダム化比較試験」を行う際に、「患者さんだけではなく、医師のほうも、処方している薬が今、研究の対象になっている新薬なのか、ニセの薬なのかわからないようにする」手法を取る、「二重盲検法」があると書きました。これも、医師の側・患者の側の思い込みによる心理的な偏りを取り除くためです。

「確証バイアス」の例では、「予防接種で自閉症になる」ことを信じた人は、本やインターネットで、それに似た情報ばかりを集めてしまいます（信頼できるエビデンスがほとんどなくても、です）。そして、「ここでも、あそこでも同じことが言われている」と、それを信じ込んでしまうのです。

なかにはいい思い込みもあります。「プラセボ効果」という言葉を聞いたことはあるでしょう。「プラセボ効果」とは、本物の薬と思い込んで、実際には効果がないニセの薬を飲んでいても、症状や検査データが改善することです。かくも人は思い込みに左右されやすい生き物なのです。

◆ウィンザー効果とハロー効果

エビデンスの不確かな情報を信じてしまう原因として、「ウィンザー効果」や「ハロー効果」と言われるものがあります。

「ウィンザー効果」とは、「第三者による情報は信頼できると思ってしまう」ことで、エビデンスのない健康食品の広告で、よく使われる手法です。その健康食品で症状が改善したなどという利用者の声を載せたり、有名人が推薦している体《てい》を取ったりするのが、まさにこの「ウィンザー効果」を狙ってのものです。

「ハロー効果」の「ハロー」とは聖人の頭上に描かれる光の輪のことで、権威ある人の言葉などに引っ張られて、そのものの評価がゆがめられてしまうことを言います。

たとえば、ノーベル賞で免疫療法が注目を浴びると、受賞したものとは関係ない、まったく別の薬を使った免疫療法でも、「すごくよく効く治療法」のように思ってしまいがちです。その心理効果を狙ったのが、「ハロー効果」です。

◆メディアの功罪

情報の拡散に、メディアが果たす役割は大きなものがあります。とくに映像や、効果音なども使って瞬時に情報を伝えるテレビの影響はとても大きくなります。

医療情報を、一般の人にわかりやすく届けようとする良心的なメディアもある一方で、どうも残念だなと思うケースも少なくありません。

医療に明るいメディアの関係者には、ぜひ、エビデンスのある情報を流すだけではなく、「どの程度信頼性が高いのか、それを知った一般の人はどうすればいいのか」まで付け加えていただくようにしてほしいものです（まだそういった報道は少ないのが現状です）。

また、恣意的な報道をしている例も目立ちます。

ちょっと気が進みませんが、悪い例を挙げておきましょう。

メディアの取材の中には、もともと何らかのストーリーや結論があらかじめ設定され、それに沿って行われることもあるようです。視聴者の耳目《じもく》を引くような、視聴率の取れそうなセンセーショナルな結論が先に設定され、それに合ったコメンテーターや専門家の意見が編集されているようにみえることもあります。

事実というのは、いろいろな側面があります。とくに医学のエビデンスの場合、明確にひとつの結論に辿り着くとは限りません。「△△薬は○○病に効果があったが、××という副作用が出た」という事実を、報道する側が、「効果を大々的に報道して、副作用に関してはあまり言わないでおこう」ということもできますし、逆もまたしかりです。

新型コロナウイルス感染症に関しても、国民へのPCR検査は慎重に行うべきだと発言した医師が、番組の編集により、「どんどんPCR検査をすべき」という文脈にされて放送されたことが問題になりました。私の知人でも、言ったこととまったく違う趣旨で報道されてしまったと嘆いていた人もいます。

報道は、必ずしも取材をされた人の主張を放映するものではないのですが、あまりかけ離れたことを報道すると、結局は視聴者にとってデメリットになると危惧しています。

◆あやしい健康情報にはパターンがある

もう少し情報の話を続けたいと思います。というのは、エビデンスという言葉に惑わされず、世の中にあふれる健康情報に振り回されないために、一番大切になることは何かを考えたとき、真偽の不確かな情報を見分け、だまされないようにすることです。そうすることで、自分にとって本当に必要なことが適切に判断できますし、主治医や周囲の人ともよりよい関係が築けるようになるからです。

医師からみて、「研究結果」や「エビデンス」といったものは、非常に有用なものですが、ときとして、誤情報を悪意で流す人や、法外な値段で健康食品を売りつける人たちに利用されてしまうこともあるのは、これまで繰り返しお伝えしてきた通りです。

前章で紹介したエビデンスの分かれる事例を見てもわかるように、健康情報・医療情報には「まだまだ白黒つかないもの」がたくさんあります。

ここでは、「白黒つかない」という部分は取りあえず置いておいて、「絶対にこれは黒だ、限りなく黒に近い」という情報を見分ける方法をお教えしましょう。

「これはほぼ100%間違いだ」という情報を見分けることができれば、あとは「白黒つかない」部分を考えればよくなりますし、ずっと楽になるはずです。巷に出回っている「明らかにあやしい情報」には、共通のパターンがあるからです。

◆欲望に応え、不安に寄り添う「エビデンスのない情報」

わたしたちは、現実に対する願望として、「こうだったらいいな」という気持ちを、意識する・しないにかかわらず、誰もが持っています。

そもそも病気や死に対して、不安のない人はいないでしょう。

胸のあたりが少し痛めば、ひょっとしたら心臓が悪いのではないか、大病なのではないかと心配になりますし、健康診断で要精査の判定が出たら、がんではない可能性のほうが高い場合であっても、治る見込みのないがんが見つかるのではないかと、不安になったりします。

「あやしい情報」はそこにうまくつけ込んできます。信頼性の高いエビデンスのある医療情報よりも、わたしたちの願望を反映したり、不安に寄り添ったり、非常に心理的なしかけが巧妙なのです。

不安なときや主治医との信頼関係が揺らいでいるとき、周囲の人に助けを求められないときなどに、こうした情報はスーッと心に入り込んできます。

そんなとき、落ち着いてじっくり考えることができればいいのですが、多くの場合、時間的にも精神的にも、そんな余裕はなくなっています。

そのために、自分の身を守るために、不確かな情報のテンプレート（典型的なパターン）を覚えておきましょう。

1

あやしい健康情報のテンプレート

「100%」「絶対」「奇跡の○○」……

◆違法スレスレの誇大表示

真偽の不確かな情報には、共通の特徴があります。よく、「△△が○○に効いた！」などという広告を、新聞や雑誌の健康食品欄や折り込みチラシで見かけますが、そもそも「効いた！」と強調しているものは、疑ったほうがいいでしょう。

ヒトを対象とした研究で、きちんとしたプロセスを経て、信頼できるエビデンスがある薬や食品は、わざわざ広告で「効いた！」とうたう必要はありません。

「効いた！」以外にも、食品や薬、医療機関のホームページなどに、大げさな言葉が躍っていたら、ほぼエビデンスのない情報だと考えていいでしょう。

たとえば、「100%安全な手術」「がんが消えた！」「奇跡のキノコ」「穿《は》くだけでやせる」などです。つまりは「誇大広告」です。

わたしたちの身のまわりには、このような大げさな言葉で宣伝されているものがたくさんあります。

医薬品はもとより、医薬部外品の健康食品でも「誇大広告（誇大表示）」は法律でも禁止されているのですが、監視の目をくぐって、次から次へと、雨後の筍《たけのこ》のように姿を現しているのが現状です。

◆１００％効く治療法は存在しない

健康食品や、未承認（保険適用されていない）の薬、免疫療法などの広告で、どれだけ「研究成果」「エビデンス」などがうたわれていても（実際、昔の不完全な研究結果にもとづいて広告を出していることも多いです）、「１００％の効果」「末期がんが消えた」などの文句が躍っていたら、「信頼できるエビデンスはない」と判断して差し支えありません。

「全員に効果がある」という治療薬は、病院で使われている保険適用の薬ですら非常に少なく、効果がある可能性は非常に高くても、通常医師は、薬の説明をするときに「絶対効きます」という言葉は使いません。

また、末期がんは、がん細胞が全身に散らばって、手術などでは治せず、抗がん剤も十分な効果がないような場合に使われる言葉ですが（じつは、末期がんには厳密な定義はありません）、現代の医学では、この状態を「治す」ことはまだ不可能であり、信頼性の高いエビデンスのある治療法は存在しません。

2 あやしい健康情報のテンプレート「免疫力アップ」

◆使い勝手のいい、便利な言葉

「免疫力」というのは、とても使い勝手のいい言葉です。

「免疫力」という言葉自体、間違った医学用語というわけではないのですが、漠然とした用語であり、公的機関や医療機関による信頼できる情報よりも、あやしい情報の中で使われることが多くなっているのが現状です。

「免疫」は、もともと病気から体を守る仕組みであり、新型コロナウイルスやインフルエンザなどの感染症から、がんまで、幅広い病気に対応する役割を担っていますから、みなさんも関心がある言葉だと思います。

◆「免疫力を高める食品」のエビデンスは不十分

免疫力を高める食品の代表は、発酵食品でしょう。

納豆やヨーグルトなどの、発酵食品の健康への効果は、いろいろな研究がなされていて、現在、エビデンスが蓄積されつつあります。比較的最近のメタアナリシスでは、ヨーグルトなどの発酵食品を摂取するとがんになりにくくなることや、心筋梗塞などのリスクを減らす可能性が示唆されていますが、十分なエビデンスではありません（65）。

また、発酵食品は、「抗酸化作用」（酸化から体を守ること。老化や炎症と深い関わりがある）や、アレルギーを抑える働きもあると言われていますが（66）、このあたりは、まだ試験管や検査値のみでの研究も多く、エビデンスが十分とは言えません。

さらに、納豆は日本独自の食品ですので、世界中で研究が進んでいるわけではなく、どうしてもエビデンスが限られてしまいます。

◆「がんの免疫療法」のエビデンスは？

本庶佑先生のノーベル賞で脚光を浴びたオプジーボなどの免疫療法ですが、オプジーボや、それに類似する薬には、余命を少し延長できるというエビデンスがあります（画期的な効果とはまだまだ言いがたいですが）。

しかし、前にもお話ししたように、免疫療法といってもいろいろあり、エビデンスのはっきりしない、動物実験や試験管での実験でしか効果がまだ認められていないものもあり、一緒くたに考えないようにすべきです。

とくに「がんの免疫療法」は、非常に複雑な分野で、一般の方が自費診療を含めて、自分だけで調べ、「これは大丈夫」「これはあやしい」と、独断で思い込むのはとても危険であり、必ず主治医に相談することが絶対条件です。

同じクリニックで、信頼できるエビデンスのある治療と、そうでない治療、大学との共同研究の治療など、さまざまな次元の異なった治療がなされていることもあります。自費診療ではあやしい治療も多いですが、すべてがそうとは限りません。医師からみても、なかなか難しい分野です。

また、最初から、「標準治療を受けないで、未承認の高額な免疫療法を受ける」ことは絶対にやめてほしいと思います。もし、関心がある場合は、主治医に相談し、場合によっては、きちんとしたセカンドオピニオンを受けてみましょう。いずれにしても、独断で判断するのは避けたいものです。

3 あやしい健康情報のテンプレート「○○しないと△△になる」

◆その多くは不確かな情報

エビデンスの不確かな医療情報は、恐怖をあおるようなものや、罪悪感を植え付けるものが少なくありません。

新型コロナウイルスにおいても、流行の当初から恐怖があおられ、「ＰＣＲ検査を増やさないと、知らないうちに感染が広がってとんでもないことになる」というような論調のワイドショーもありました。

「○○しないと△△になるぞ」と脅すような情報は、その多くは不確かなものです。

一方、脅しとまではいかないレベルで、次のような説も信じられています。
・甘いものを食べすぎると糖尿病になる
・お酒を飲みすぎると肝臓が悪くなる
・検診を受けなかったから、がんが進行してから見つかった
これらは、いずれも間違いというわけではありません。実際に、こういった因果関係で病気になる人もいます。しかし、必ずしも因果関係がはっきりしない場合や、別の原因のこともあります。

たとえば、糖尿病であれば、食生活が著しく悪かったわけではなくて、遺伝的素因でなったのかもしれません。あるいは、肝臓に関しても、お酒以外にも、ウイルス性肝炎など他の要因で悪くなることもあります。

「検診を受けなかったからがんが進行して見つかる」は、実際にそのような事例もあります。大腸がんなどは検診の有効性が証明されていますが、有効性が証明されていないがん

もあり、そのような場合は、「検診を受けなかったから診断が遅れた」とは言えないことも少なくありません。

また、1年に1回、該当する部位の検診を受けていたとしても、ある割合で、「検診では正常だったけれど、数カ月後にがんがみつかった」という進行の速いケースがあります。

◆因果関係と相関関係は違う

また、「○○すると△△になる」ようにみえることでも、じつは相関関係（＝何らかの関連性）があるだけで、因果関係（＝原因と結果の関係）ではないことがあります。

たとえば、「コーヒーをたくさん飲む人は肺がんになりやすい」という調査結果があります(67)。しかし、これだけではコーヒーが原因で肺がんになるのかどうかはわかりません。同時に、「コーヒーをたくさん飲む人は喫煙本数も多い」「喫煙者は、タバコを吸うために、喫煙可の喫茶店に行き、長居する傾向がある」という事実があれば、どうでしょうか。

「タバコは肺がんの原因になるが、コーヒーと肺がんの関係に、タバコが関連している可能性がある」とも考えられると思います。ここで言う「タバコ」にあたるものは、「交絡《こうらく》因子」と呼ばれます。

いずれにしても、明らかに関連がある場合を除いて、推測で関連づけをしてしまうのはお勧めできません。そして、そういった心理を逆手に取って「○○しないと△△になる」と脅す広告や記事を安易に信じてはならないのは、ここまで読んでこられたみなさんなら、もうおわかりだと思います。

4 あやしい健康情報のテンプレート
有名医師からの推薦・個人の体験談

◆「誰が言っているか」ではなく「何を言っているか」

折り込みチラシの健康食品などの広告に、「○○大学名誉教授△△医師推薦」など、権威のありそうな医師や研究者による推薦と書かれていることがあります。まさに前述した「ウィンザー効果」「ハロー効果」を狙った広告です。

第1章で、「エビデンスレベル」（エビデンスの信頼性の高さ）についてお話ししましたが、ちょっと復習してみましょう。「研究者個人の意見」は、本当の専門家であっても、どれくらいの信頼性でしたか？　一番低い、ピラミッドの一番下、「エビデンスレベル6」でしたね。その分野のどんな権威の意見でも、それ以上にはなりませんので、権威の推薦は信頼性が低いのです。

ましてや、あやしい健康食品の広告などでは、その道の専門家でも、本当の権威ではない場合も少なくありません。信頼性は推して知るべしでしょう。

また、本当にその道の専門家や研究者であっても、自分の研究に思い入れがあるあまり、とくに一般向けの健康書などでは、間違ったとは言わないまでも、偏った主張をすることもあります。

「誰が言っているか」ではなく、「何を言っているか」「きちんと信頼できるエビデンスはあるのか」という「内容」を評価することが必要でしょう。

◆「ノーベル賞」などの権威づけ広告も疑う習慣を

権威づけの方法は、有名医師や権威のある医師といったパターンを取るとは限りません。医学、科学分野において、もっとも権威を印象づけやすいもののひとつにノーベル生理学・医学賞があります。

ノーベル賞を受賞した発見はいずれも重要で画期的なものばかりですが、基本的には、基礎研究について贈られる賞なので、ノーベル賞受賞＝「信頼できるエビデンスがある」ことの証明にはなりません。

いわんや、あやしい広告においては、「ノーベル賞の成分」などと似て非なるものを売っていたり、「ノーベル賞を受賞した免疫療法」をうたったりしながらも、免疫に関わる治療というだけで、内容がまったく異なっている場合もあるので、だまされないようにしましょう。

◆体験談はあてにしない

「末期がんが消えた！」などの広告に、体験談が掲載されていることがあります。体験談も、たとえ本当であったとしても、一人の体験にすぎないので、非常にエビデンスレベルは低いと言えます。

統計的に、ある一定の人数に対する結果にもとづくエビデンスでなければ信頼するには値しません。また、他の誰かに効果があっても、あなたに効果があるとは限りません。

5

あやしい健康情報のテンプレート
「自然派」を強調

◆自然・天然だから体に優しいとは限らない

極端に「自然派」に偏った情報も、エビデンスがなく、注意が必要です。

世間には、「自然のものは体によく、人工のものは体に悪い」という思い込みがあります。もちろん、人工の添加物などで、発がんのリスクがあるものもありますが、「自然」だからといって安全なものとは限りません。

極端な例で言えば、フグやキノコの毒も「自然」のものには違いありませんが、体によいどころか、口にすると命に関わります。また、摂取しにくい鉄分やカルシウムは、加工食品を通してのほうがよく摂取できたりします。

このように、自然のものだから体によい、人工のものだから体に悪いとは、一概には言いがたいのですが、あやしい医療情報は、ときとして「自然」を売りにすることがあります。「生姜をすり下ろして飲むとコロナに効く」「にんじんジュースががんに効く」「シジミのエキスは万能」など、枚挙にいとまがありません。

妊娠・出産に関しても、「自然」を装った不確かな情報が後を絶ちません。「妊娠は子宮を温めるといい」との主張のもとに、「自然派商品」を売る業者も後を絶ちません。「子宮を温めると～」とうたっている商品に、エビデンスのあるものはありません。

6 あやしい健康情報のテンプレート「〇〇学会公認」

◆実在しない学会が載っていることも

「エビデンスの不確かな医療情報」のあり方は、医学の進歩にともなって、年々複雑化しています。医学そのものが複雑化しているので、専門家でも見抜くのが難しいものや、いわゆる「白黒つかない」情報も増えています。

医療情報の複雑化にともない、「エビデンスの不確かな情報」も、以前にも増して、さまざまなパターンが見られるようになっています。

皮肉なことに、「エビデンス」という言葉が人口に膾炙《かいしゃ》するに従い、「エビデンス」「ガイドライン」といった、これまで信頼性の高さを示すと思われていた言葉で、あやしい情報が喧伝されるようにもなってきてしまっています。

エビデンスを統合、評価して作成される「ガイドライン」という言葉も、あやしい治療の宣伝に使われる例を見るようになってきました。

わたしは、がんの診断を受けたら、一般の人でも、診断や治療の理解のためにガイドラインを参照していただいたほうがいいと思っているのですが、あやしい治療法の広告には、本物の「ガイドライン」ではない偽物が載っていることがあります。

ガイドラインは、それぞれの専門分野の学会が、エビデンスレベルの高いシステマティックレビューやメタアナリシスを踏まえて出していることが一般的ですが、最近では、実在しない学会が書かれていたりすることもあるのは困ったものです。

◆医療従事者が素朴に信じてしまっている情報も

また、それほどの裏づけがなくても、ときには医療従事者も素朴に信じている食事法もあります。

たとえば、食事法で、「白米よりも玄米」と教えられますが、これは、欧米の全粒粉の研究と、白米に対して糖尿病などのリスクを調べた欧米やアジアの研究があるのみで、「白米を多く摂取する日本人と、玄米を多く摂取する日本人に、長期的な調査を行って、病気のなりやすさや死亡率を調べた」というような、信頼に値する大規模な研究があるわけではありません。

また、「炭水化物よりも野菜を最初に食べましょう」と言われて、実践している人が多い昨今ですが、これは「食後高血糖を抑え、糖尿病を改善させる」という2年間のデータはあるものの(68)、あくまで糖尿病患者さんを対象とした研究であり、一般の方に関して「野菜を先に食べると糖尿病が予防できる」は、現段階では言い過ぎでしょう。

このように、悪意はなくても、質のよいエビデンスはそれほどないにもかかわらず、やや過大に信じられている情報もあるので注意したいところです。

第5章

本当に役立つ健康情報の見極め方

＊「エビデンスの質」はこうして確認する

◆新しい健康情報を鵜呑みにする前に

現代では、毎日のように、新しい健康情報が生まれ、広まっていきます。意外性があって目新しい情報ほど、飛びついてしまいたい衝動に駆られるかもしれません。そして、「誰かに教えたい」と思うかもしれません。

しかし、ちょっと待ってください。それは本当に正しい、あなたの大切な誰かに伝える価値のある情報でしょうか?

テレビや新聞から情報を受け取ったら、まずは絶対にやっていただきたいことがあります。大事なのは、「取りあえず何もしないこと」です。新しい医療情報を受け取ったとき、急いで何かをする必要はまずありません。医療情報は、ときとして命に関わることもあります。間違った情報を誰かに教えることが、あなたの大切な人の健康に多大な影響を与えるかもしれません。

「あれをするといいらしい、これをするといいらしい」と、大切な人に話したり、メールしたり、SNSで発信したくなるかもしれませんが、まずはぐっと我慢しましょう。

◆テレビ・新聞・インターネットとの付き合い方

飛び込んできた医療情報が、第４章の「あやしい健康情報のテンプレート」の特徴を備えていたら、それ以上考える必要はありません。「きっと信頼できないんだろうなあ」と結論づけましょう。

しかし、そうではない場合、どれくらいその情報を信頼すればいいのか、自分で判断しなければなりません。

医療に関するテレビ報道は、わたしのみている限り、一般的には公共放送の質が高いようです。もちろん民放の番組の中にも質の高い情報はありますが、バラエティ色の強い情報番組で医療を扱った場合は、あまり鵜呑みにはしないようにしましょう。

新聞の場合、各社の報道は、少なくとも医療記事においてはそれほど違いがないことが多く、最近では大きな間違いは少ないようです。ただ、限られた字数で報道しなければならないことが多いので、エビデンスの質にまでは言及がないことがほとんどです。

たとえば、「○○成分が乳がんに効果ありという研究結果」というタイトルの記事をよく読んでみると、マウスによる動物実験の結果であることもあります。このような場合は、この本で何度も言及したように、「動物実験の段階では、まだ信頼性が高いとは言えない」と判断する必要があります。

新聞記事をよく読むと、「マウスによる実験で」「第1相臨床試験で」など、「どんな研究か」ということはたいてい書いてありますので、その信頼性を確認しましょう。

インターネットは、玉石混交ではありますが、検索したときに出てくる順位表示は、以前よりも改善して、信頼性の高いページが上位表示されるようになりました。厚生労働省や国立がん研究センターなど、公的機関の情報がお勧めです。

◆情報を複数のメディアから比較するコツ

次のような新聞記事を読んだら、あなたはどう判断しますか？

「A大学で、○○が△△病に効果があることが証明された」

それを、B新聞社が報じています。ここまで本書を読んできた人はもうおわかりかもしれませんが、「ついに△△病の特効薬ができたんだ！」と思うのは早合点です。あなたは、B新聞社という視点を通して、研究の結果を解釈したものを受け取ったにすぎません。けっして結果やデータそのもの、つまりエビデンスそのものを受け取ったわけではないことに注意してください。

通常、記事には元になっている論文があります。実際の論文では、記事になっている「効いた」という部分以外に、いろいろな付加要素があります。効いたとしても、治療としては十分ではないかもしれないし、また、副作用の報告もあるかもしれません。元になった論文を確認すると、いろいろなことがわかるかもしれませんが、医学の専門家ではない一般人がそれをするのは、非常に難しいでしょう。他に何か確認できることはないでしょうか？

たとえば、Ｂ新聞で「効いた」という記事が出ていたら、他のメディアではどのように言っているのか確認してみるのがひとつの方法です。Ｃ新聞やＤ放送局は、どのように報道したのかを確認してみましょう。ひょっとしたら、Ｃ新聞は、効果ではなく副作用のことを問題にしているかもしれません。

複数の情報を比較するのに、現在ではインターネットも有効です。インターネットにはさまざまな情報があふれていますから用心が必要ですが、できるだけ大手新聞社や放送局のものを選びましょう。個人のブログなどは避けたほうが無難です。新聞や大手ウェブメディアの、専門家のコラムも有用です。厚生労働省や大学など公的機関のページも参考になります。

また、「効いた」という情報を受け取ったら、逆に、「効かない」という、逆の観点から書かれた記事を探すのもいいでしょう。新型コロナウイルス感染症治療薬のアビガンに関しても、「効いた」「効かない」両方の情報がありました。

相反する情報を受け取ると、どちらを信じていいのかと混乱してしまう人もいるかもしれませんが、客観的に考える材料にはなります。

◆それは「事実」？それとも「意見」？

ニュースやテレビの情報番組、新聞広告などに接したとき、はたしてそれが本当に「事実」なのかどうかを検討することは、忙しい毎日の中で、あまりないかもしれません。

しかし、たとえば、ワイドショーでコメンテーターがコメントをしている際、それが「事実」であるのか、それとも、その人の「意見」なのかを確認するクセをつけることは非常に重要です。

これができていないと、相手の言った意見を「事実」と捉えて、第三者に伝えてしまうことがあります。「根も葉もない噂」が伝わることはよくありますが、これが「意見と事実の取り違え」が原因であることは多いものです。

たとえばワイドショーで、とあるコメンテーターが、

「これは画期的な研究結果ですね。これからも期待できること間違いなしです！」

と話していたらどうでしょうか。ある研究結果を「画期的」と解釈しているのは、そのコメンテーター自身です。また、「これからも期待できること間違いなし」も、その人の個人的な意見であると考えていいでしょう。

これに反して、事実は、解釈や感想、未来への展望といった要素は含みません。たとえば、「○○薬を投与したら、研究に参加した50人の末期胃がん患者の平均余命が３カ月延びた」というのであれば、それは「事実」です。もちろん、これをもって「効果があった」とするのか、「少し効果はあるけれど不十分だ」とするのかは、「解釈」と「意見」が入ってきます。

これは事実なの？　それとも意見なの？　と、逐一考えるクセがつくと、あふれる情報に振り回されず、冷静に判断できるようになります。

◆健康の秘訣は「健康原理主義」にならないこと

では、ここで、少し別の視点から書いてみようと思います。これまで、「エビデンスを

どう考えるか」「信頼できるエビデンスが大事」と、繰り返し述べてきました。しかし、ここではあえて、「エビデンスもほどほどに」というお話をしようと思います。

えっ、待ってくださいよ。今までと話が違うではないですか。今まで、さんざんエビデンスの重要性や見方を書いてきたのに、それを否定するのですか？　この本を読んだわたしたちの時間を返してください、とおっしゃるかもしれません。

もう少しわたしの話を聞いてください。

これまで、エビデンスをあくまで、数ある証拠のひとつとして、相対的に捉えることをお勧めしてきました。しかし、人は往々にして「これがいい」となると、それが信仰心になって妄信してしまいがちです。

たとえば、「食事に関してはこういうエビデンスがあるのだから、絶対こうしなきゃ」「何があっても運動しなきゃ」「こんなに努力しているのに、どうして数値が改善しないのだろう？」と、ついつい無理をしたり、考え込んでしまったりすることもあります。

実際に、人間ドックに来られた方で、「こんなに努力をしているのに、どうして異常値が出てしまうのでしょう？　揚げ物も食べませんし、野菜も多く摂るようにしているし、週に何回かジムに行って運動もしているのに……これ以上、何をすればいいのでしょうか？」と切々と訴えられる人もみてきました。

◆「健康のために絶対にやったほうがいい」ことは意外に少ない

真面目な人ほど、「このようにエビデンスが出ているのだから、こうしなければならない。やっているけれど結果が出ないのは、わたしが悪いんだ……」となってしまうことがあります。また、「健康を害するのは努力をしないから」と、自己責任論に走ってしまう人もいるかもしれません。

コレステロール値や血糖値などは、生活習慣改善などである程度改善することもありますが、その人の遺伝的背景など、いわゆる「体質」でどうにもならないこともあります。

前にもお話ししたように、エビデンスはあくまで、人間を大きな集団として捉えた話が中心であり、人は生物学的にも、環境的にも個々に違っています。

また、現状でも、日本人の寿命は世界でもトップクラスであり、欧米のように肥満も多くはありません。日本人は、十分に良質なエビデンスがあるわけではない健康法、ダイエット法にのめり込まなくても、すでにそれなりには「健康」であると言えます。

これまでにみてきたように、相反するエビデンスがあり、議論が続いている健康常識、

健康法については、

「健康のために絶対にやったほうがいい」

というわけではないことは、ご理解いただいていると思います。

健康を保つことは、満ち足りた生活を送るためのひとつの重要な要素になりますが、あまりのめり込みすぎ、完璧を目指すことをわたしはお勧めしません。何事もほどほどのバランスが必要なのです。腹八分目でいきましょう。

◆情報よりエビデンスより大切なもの

これまで、エビデンスや、その捉え方、エビデンスを伝える情報の見極め方などをみてきましたが、ご自身が医療においてきちんとした、納得できる選択をしていくのに必要なのは、主治医との信頼関係です。

急に重病の宣告を受けてパニックになっていたけれど、エビデンスの不確かな情報に惑わされず、適切な治療を受けることができたという人にその理由を伺うと、「信頼できる主治医に巡り会えたから」とおっしゃる方が多いのです。

もっとも重要なのは、知識でも情報でも、判断力でもなく、「主治医との信頼関係を築くこと」であると言えるでしょう。

疑問点があれば、メモにまとめて主治医に質問するなど、ご自身からも、積極的に働きかけることが大切です。

また、医師や医療に明らかな過失があった場合は別として、最初から疑心暗鬼になるのは避けたいものです。患者さんと主治医とのトラブルは、明らかな医療技術や投薬の失敗によるものではなく、コミュニケーション不足によるものであることのほうが多いからです。

自分の健康を守るためにも、まずは目の前の主治医を信頼してみましょう。

また、診断や治療が適切であるかどうかを知りたい場合には、セカンドオピニオンを活用するのも一法です。最近では、セカンドオピニオンを受けたいということに対して、主治医に嫌な顔をされることも少なくなっていますので、勇気を出して相談してみましょう。

主治医に聞きにくいことがあれば、看護師さんなど、コメディカル（医師以外の医療関係者）にまずは尋ねてみるのもいいでしょう。そもそも、いい主治医であれば、聞きにくい関係は作らないですし、患者さんを頭ごなしに否定することもないはずです。

◆医療情報が「幸せ」をもたらすために

わたしたちは、何のために生きているのでしょうか?

実際には、「何のために生きる」に正解はなく、10人いたら10通りの答えがあるかもしれません。

周囲の人といい関係を築くため、家族旅行をして楽しむため、好きな仕事をするため……人によって、価値観によって、答えはさまざまでしょう。

わたしは普段、医師として働いていますから、当然のことながら、仕事の目的は「患者さんの健康」となります。しかし、人間にとって健康とは、あくまで幸せに生きるための手段であるということを忘れてはいけないと思っています。

健康で長生きし、やりたいことがやれる人生。

医療の進歩により、先進国に住む多くの人に、その機会が与えられるようになりました。

しかし、情報は複雑になり、「エビデンス」という耳慣れない言葉もしきりに使われるようになり、自分で判断、取捨選択をしなければならなくなりました。「すべて医者におまかせします」の時代よりも、そういう意味では、難しい部分も出てきました。

医療の進歩や、情報の洪水の中で、立ち尽くしてしまっているみなさんに少しでもお役に立つべく、わたしは本書を執筆しました。

この本の結論は、「エビデンスは大切だけど、エビデンスは絶対的なものではない。あくまでも、ひとつの証拠として、客観的に活用することが必要」というものです。

また、非常に難しいところですが、「あれが体にいい」「あれは体に悪い」という情報に対しても、たとえそれがエビデンスレベルの高いものであっても、「極端に走らず、ほどよいバランスを保つ」という姿勢が必要です。

そして、「健康で長生きし、やりたいことがやれる人生」の基本になるのは、何よりも家族をはじめとする周囲の人たちとの、医療面で言えば主治医も含めた、信頼関係です。

幸せに、健康に生きていくためのひとつのヒントとして、本書が役立てば幸いです。

in patients with papillary microcarcinoma of the thyroid. Thyroid. 2003;13(4):381-7.
62. US Preventive Service Task Force, Bibbins-Domingo K, Grossman DC, Curry SJ, Barry MJ, et al. Screening for Thyroid Cancer: US Preventive Services Task Force Recommendation Statement. JAMA 2017; 317(18):1882-7
63. Shibamoto Y et Nakamura H. Overview of Biological, Epidemiological, and Clinical Evidence of Radiation Hormesis. Int. J. Mol. Sci. 2018;19:2387
64. Luckey TD. Radiation Hormesis: The Good, the Bad, and the Ugly. Dose Response 2006; 4(3): 169–190.
65. Savaiano DA et Hutkins RW. Yogurt, cultured fermented milk, and health: a systematic review. Nutr Rev. 2020;nuaa013.
66. Bordoni A et al.Dairy products and inflammation: A review of the clinical evidence Crit Rev Food Sci Nutr. 2017;57(12):2497-2525.
67. Narita S et al. Coffee Consumption and Lung Cancer Risk: The Japan Public Health Center-Based Prospective Study. J Epidemiol. 2018;28(4):207-213.
68. Imai S et al. Effect of eating vegetables before carbohydrates on glucose excursions in patients with type 2 diabetes. J Clin Biochem Nutr. 2014; 54(1): 7–11.

wine extract lowers ambulatory blood pressure in mildly hypertensive subjects. Nutruents. 2015;7(5):3138-53.
50. Botden IPG et al. Red wine polyphenols do not lower peripheral or central blood pressure in high normal blood pressure and hypertension. Am J Hypertens. 2012;25(6):718-23.
51. Inoue M et Tsugane Impact of alcohol drinking on total cancer risk: data from a large-scale population-based cohort study in Japan. Br J Cancer. 2005 ; 92(1): 182–187.
52. Mizoue T et al. Alcohol drinking and colorectal cancer in Japanese: a pooled analysis of results from five cohort studies. Am J Epidemiol. 2008;167(12):1397-406.
53. Tanaka K et al. Alcohol Drinking and Liver Cancer Risk: An Evaluation Based on a Systematic Review of Epidemiologic Evidence among the Japanese Population. Jpn J Clin Oncol. 2008;38:816-838
54. Hamajima N et al. Alcohol, tobacco and breast cancer--collaborative reanalysis of individual data from 53 epidemiological studies, including 58,515 women with breast cancer and 95,067 women without the disease. Br J Cancer. 2002 87(11):1234-45.
55. Nagata C et al. Alcohol Drinking and Breast Cancer Risk: An Evaluation Based on a Systematic Review of Epidemiologic Evidence among the Japanese Population
56. GBD2016 Alcohol Collaborators. Alcohol use and burden for 195 countries and territories,1990–2016: a systematic analysis for the Global Burden of Disease Study 2016. Lancet. 2018; 392(10152), 1015-1035.
57. Dinu M et al. Mediterranean diet and multiple health outcomes: an umbrella review of meta-analyses of observational studies and randomised trials. Eur J Clin Nutr.2018 ;72(1):30-43.
58. Estruch R et al. Primary Prevention of Cardiovascular Disease with a Mediterranean Diet Supplemented with Extra-Virgin Olive Oil or Nuts. N Engl J Med 2018;378:e34.
59. ICRP Publication 2007, 付属書A
60. Tsuda T et al. Thyroid Cancer Detection by Ultrasound Among Residents Ages 18 Years and Younger in Fukushima, Japan: 2011 to 2014. Epidemiology 2016;27: 316–322
61. Ito Y et al. An observation trial without surgical treatment

Public Health Center-based prospective study. Br J Nutr. 2006 Nov;96(5):921-8.
36. 高橋沙織 「味噌の持つ高血圧抑制物質について」醸協第１１０巻９号 636-648
37. Watanabe H et al. Protective Effects of Japanese Soybean Paste (Miso) on Stroke in Stroke-Prone Spontaneously Hypertensive Rats (SHRSP)
38. Nozue M et al. Fermented Soy Product Intake Is Inversely Associated with the Development of High Blood Pressure: The Japan Public Health Center-Based Prospective Study. J Nutr. 2017;147(9):1749-1756.
39. Ito K et al. The Effects of the Habitual Consumption of Miso Soup on the Blood Pressure and Heart Rate of Japanese Adults: A Cross-sectional Study of a Health Examination. Intern Med 2017; 56: 23-29
40. Katagiri R et al. Association of soy and fermented soy product intake with total and cause specific mortality: prospective cohort study. BMJ 2020;368:m34
41. Chao A et al. Meat Consumption and Risk of Colorectal Cancer.JAMA. 2005;293(2):172-182.
42. IARC Monographs Volume 114: Evaluation of consumption of red meat and processed meat, 2015
43. Islam Z et al. Meat subtypes and colorectal cancer risk: A pooled analysis of 6 cohort studies in Japan.Cancer Sci. 2019; 110(11): 3603–3614.
44. Recommendations and public health and policy implications, WCRF and AICR ,2018
45. Renaud S et Lorgeril M Wine, alcohol, platelets, and the French paradox for coronary heart disease. Lancet. 1992;339(8808):1523-6.
46. Boffeta P et Garfinkel L. Alcohol drinking and mortality among men enrolled in an American Cancer Society prospective study. Epidemiology. 1990;1(5):342-8.
47. Szkudelska K et al. Effects of Resveratrol in Goto-Kakizaki Rat, a Model of Type 2 Diabetes. Nutrients. 2019 ;11(10):2488.
48. Jayaraman MM at al. Resveratrol for adults with type 2 diabetes mellitus. Cochrane Database Syst Rev 2020 Jan 17;1(1):CD011919.
49. Draijer et al. Consumption of a polyphenol-rich grape-

;344:e1454.
25. Nanri A et al. Rice intake and type 2 diabetes in Japanese men and women: the Japan Public Health Center–based Prospective Study. Am J Cin Nutr. 2010 Dec;92(6):1468-77.
26. Mazidi M et al. "Lower carbohydrate diets and all-cause and cause-specific mortality: a population-based cohort study and pooling of prospective studies" European Heart Journal 40, 2870–2879, 2019
27. Siedelmann SB et al. "Dietary carbohydrate intake and mortality: a prospective cohort study and meta-analysis" Lancet. 2018;3(9):E419-428
28. Ge L et al. "Comparison of dietary macronutrient patterns of 14 popular named dietary programmes for weight and cardiovascular risk factor reduction in adults: systematic review and network meta-analysis of randomised trials" BMJ 2020; 369:m696
29. 2019 ACC/AHA Guideline on the Primary Prevention of Cardiovascular Disease
30. Nakamura H et al for MEGA study group " Primary prevention of cardiovascular disease with pravastatin in Japan (MEGA study): a prospective randomised controlled trial." Lancet. 2006;368: 1155-63.
31. Imamura T et al. "LDL cholesterol and the development of stroke subtypes and coronary heart disease in a general Japanese population: the Hisayama study" Stroke. 2009,40(2):382-8.
32. Noda H et al. "Low-density lipoprotein cholesterol concentrations and death due to intraparenchymal hemorrhage: the Ibaraki Prefectural Health Study" Circulation. 2009,28;119(16):2136-45.
33. Rouhani MH et al. " Effects of Egg Consumption on Blood Lipids: A Systematic Review and Meta-Analysis of Randomized Clinical Trials" J Am Coll Nutr. 37(2):99-110. ,2018
34. Drouin-Chartier JP et al. "Egg consumption and risk of cardiovascular disease: three large prospective US cohort studies, systematic review, and updated meta-analysis" BMJ. 2020;368:m513.
35. Nakamura Y et al. Egg consumption, serum total cholesterol concentrations and coronary heart disease incidence: Japan

13. Chu DK et al. Physical distancing, face masks, and eye protection to prevent person-to-person transmission of SARS-CoV-2 and COVID-19: a systematic review and meta-analysis. The Lancet 2020; 395(10242).
14. Chan JFW et al. Surgical Mask Partition Reduces the Risk of Noncontact Transmission in a Golden Syrian Hamster Model for Coronavirus Disease 2019 (COVID-19). Clin Infect Dis. 2020;71(16):2139-2149.
15. Wang Y et al. Reduction of secondary transmission of SARS-CoV-2 in households by face mask use, disinfection and social distancing: a cohort study in Beijing, China. BMJ Global Health.2020;5:e002794
16. Bundgaard H et al. Face masks for the prevention of COVID-19 - Rationale and design of the randomized controlled trial DANMASK-19. Dan Med J 2020;67(9):A05200363
17. Wakefield AJ et al. Ileal-lymphoid-nodular hyperplasia, non-specific colitis, and pervasive developmental disorder in children. Lancet. 1998;351(9103):637-41.
18. Madsen KM et al. A population-based study of measles, mumps, and rubella vaccination and autism. N Engl J Med 2002; 347(19):1477-82.
19. 関屋光晃「季節性インフルエンザワクチンの効果と限界」順天堂医学 2009;240-244
20. Suzuki S et Hosono A. No association between HPV vaccine and reported post-vaccination symptoms in Japanese young women: Results of the Nagoya study. Papillomavirus Res. 2018 ;5:96-103.
21. Johnston BC et al. "Comparison of Weight Loss Among Named Diet Programs in Overweight and Obese Adults. A Meta-analysis" JAMA.2014; 312(9):923-933.
22. Ebbeling CB et al. Effects of a Low–Glycemic Load vs Low-Fat Diet in Obese Young AdultsA Randomized Trial. JAMA. 2007;297(19):2092-2102
23.Aune D et al. Whole grain consumption and risk of cardiovascular disease, cancer, and all cause and cause specific mortality: systematic review and dose-response meta-analysis of prospective studies. BMJ. 2016 Jun 14;353:i2716.
24. EA Hu et al. White rice consumption and risk of type 2 diabetes: meta-analysis and systematic review. BMJ. 2012

参考文献

1. Maclntyre CR et al. A rapid systematic review of the efficacy of face masks and respirators against coronaviruses and other respiratory transmissible viruses for the community, healthcare workers and sick patients. Int J Nurs Stud. 2020;108:103629
2. 平成 26 年　健康意識に関する調査 https://www.mhlw.go.jp/stf/houdou/0000052548.html
3. 2017 年　最新がん統計　https://ganjoho.jp/reg_stat/statistics/stat/summary.html
4. Charvat et al. "Development of a risk prediction model for lung cancer: The Japan Public Health Center-based Prospective Study" Cancer Sci. 2018 Mar;109(3):854-862.
5. Jefferson T et al. Physical interventions to interrupt or reduce the spread of respiratory viruses: systematic review. BMJ 2008;336:77
6. Aiello AE et al. Mask use, hand hygiene, and seasonal influenza-like illness among young adults: a randomized intervention trial. J Infect Dis 2010;201(4):491-8.
7. Davies A et al. Testing the efficacy of homemade masks: would they protect in an influenza pandemic? Disaster Med Public Health Prep. 2013. 7(4):413-8.
8. Maclntyre CR et al. A cluster randomised trial of cloth masks compared with medical masks in healthcare workers. BMJ Open. 2015;5(4):e006577.
9. Bourouiba L. Turbulent Gas Clouds and Respiratory Pathogen Emissions Potential Implications for Reducing Transmission of COVID-19JAMA. 2020;323(18):1837-1838.
10. Fineberg HV et al. Rapid Expert Consultation on the Possibility of Bioaerosol Spread of SARS-CoV-2 for the COVID-19 Pandemic (April 1, 2020) The National Academy of Sciences・Engineering・Medicine
11. Rothe C et al. Transmission of 2019-nCoV Infection from an Asymptomatic Contact in Germany.NEngl J Med. 2020;382(10):970-971.
12. Wei WE LZ et al. Presymptomatic Transmission of SARS-CoV-2 — Singapore, January 23–March 16, 2020. MMWR Morbidity and mortality weekly report. 2020; 69(14):411–415

青春新書
INTELLIGENCE

こころ涌き立つ「知」の冒険

いまを生きる

"青春新書"は昭和三一年に――若い日に常にあなたの心の友として、その糧となり実になる多様な知恵が、生きる指標として勇気と力になり、すぐに役立つ――をモットーに創刊された。

そして昭和三八年、新しい時代の気運の中で、新書"プレイブックス"にその役目のバトンを渡した。「人生を自由自在に活動《プレイ》する」のキャッチコピーのもと――すべてのうっ積を吹きとばし、自由闊達な活動力を培養し、勇気と自信を生み出す最も楽しいシリーズ――となった。

いまや、私たちはバブル経済崩壊後の混沌とした価値観のただ中にいる。その価値観は常に未曾有の変貌を見せ、社会は少子高齢化し、地球規模の環境問題等は解決の兆しを見せない。私たちはあらゆる不安と懐疑に対峙している。

本シリーズ"青春新書インテリジェンス"はまさに、この時代の欲求によってプレイブックスから分化・刊行された。それは即ち、「心の中に自らの青春の輝きを失わない旺盛な知力、活力への欲求」に他ならない。応えるべきキャッチコピーは「こころ涌き立つ"知"の冒険」である。

予測のつかない時代にあって、一人ひとりの足元を照らし出すシリーズでありたいと願う。青春出版社は本年創業五〇周年を迎えた。これはひとえに長年に亘る多くの読者の熱いご支持の賜物である。社員一同深く感謝し、より一層世の中に希望と勇気の明るい光を放つ書籍を出版すべく、鋭意志すものである。

平成一七年

刊行者　小澤源太郎

著者紹介

松村むつみ〈まつむら　むつみ〉

1977年愛知県生まれ。医師・医学博士・医療ジャーナリスト。2003年、名古屋大学医学部医学科卒。03年、国立国際医療センター（現・国立国際医療研究センター）臨床研修医。06年、横浜市立大学病院附属市民総合医療センターの放射線医学教室に入局、勤務医として大学病院に従事しながら研究を続け、放射線診断専門医、核医学専門医、博士号（医学）を取得。17年よりフリーランスの画像診断医に。同時期より各種メディアに医療記事を執筆。一般の人の医療リテラシー向上に貢献すべく幅広く活動している。日本医学ジャーナリスト協会会員、アメリカヘルスケアジャーナリスト協会会員。おもな著書に『自身を守り家族を守る 医療リテラシー読本』（翔泳社）がある。

「エビデンス」の落《お》とし穴《あな》　青春新書 INTELLIGENCE

2021年2月15日　第1刷

著者　松村《まつむら》むつみ

発行者　小澤源太郎

責任編集　株式会社プライム涌光

電話　編集部　03(3203)2850

発行所　東京都新宿区若松町12番1号 〒162-0056　株式会社青春出版社

電話　営業部　03(3207)1916　振替番号　00190-7-98602

印刷・中央精版印刷　製本・ナショナル製本

ISBN978-4-413-04613-8